AF132076

A mes trois filles Claude, Marie-France,
Caroline et mon fidèle ami Jean

Maryse Borel

Le rein, récit

Biot, le 25 février 2012

-Maman?

Immédiatement, au téléphone, je sens que quelque chose boite, à la voix pâle de Claude, ma fille aînée. Mon cœur tombe dans un trou. Elle était chez moi, à Biot, il y a moins d'une semaine, sans son mari Thomas retenu par son travail. Pour ceux de ma famille, quelques jours passés sur la Côte leur apportent un peu de lumière dans l'hiver gris de Suisse. Mimosa et amandiers en fleurs, carte postale de la mer bleue et des Alpes Maritimes enneigées en arrière-plan. Encore aujourd'hui, j'ai du mal à imaginer que là c'est chez moi depuis près

de vingt ans, que ce n'est pas juste une image de vacances.
-Maman, c'est au sujet de Camille...
Camille, c'est la seconde de leurs deux filles, vingt ans.

Biot, le 20 mars 2012

Bonjour ami Juan,

Non, Juan, ce n'est vraiment pas la joie. Il y a un mois que ma fille Claude est repartie en Suisse, tout allait bien, et je l'entends encore, elle, me dire:

- C'est vrai, on a de la chance, deux filles qui sont sorties sans trop de bleus de l'adolescence, elles ont un travail, des projets, la santé et pour nous tout roule, on a un appartement superbe, un boulot intéressant, des amis, assez d'argent pour vivre sans difficultés, on peut s'accorder plein de plaisirs...

Quelques jours plus tard, Camille a été saisie de maux de tête extrêmement violents. Urgences à l'hôpital. Là, on détecte une tension énorme et un grave problème rénal. On n'ose pas encore de diagnostic. Biopsie, ratée. On la transfère à l'hôpital cantonal de N. Là enfin on parvient à réaliser un prélèvement sur le rein, dans la foulée à lui faire un hématome grave, bon, on se laisse dire que cela peut arriver... Mais les analyses sont formelles, elle a une néphropathie Type IGH, appelée aussi maladie de Berger. Inguérissable, des reins irrémédiablement perdus à 80%, et après maintes analyses les spécialistes pensent qu'il faudra la greffer dans un délai de deux à cinq ans, voire avant.

Naturellement, ma première réaction est d'offrir un rein, puisqu'il faudra vraisemblablement la greffer plusieurs fois dans sa vie. Un rein implanté tient entre 15 et vingt ans, donc autant commencer par moi, puis son père, sa mère, sa sœur... J'ai la chance d'être du groupe sanguin 0 négatif, donc donneuse universelle. Le médecin dit qu'il faut préparer les dossiers pour toute éventualité, au cas où le processus s'accélérerait. Je viendrai donc en Suisse fin mai, avec une radio de mes reins en poche, pour faire des analyses et voir si ça pourrait "marcher". Mon Dieu, c'est horrible, à vingt ans, sentir sa vie basculer, tous ses projets de vie compromis, j'ai beaucoup de peine pour Camille. Elle a passé une semaine à l'hôpital cantonal de N., maintenant c'est l'hôpital régional de M. qui va la suivre. Ils comptent 6 mois pour régulariser sa tension. C'est une maladie vraiment très grave et rien ne garantit que le rein greffé ne soit pas atteint à son tour. Son premier souci a été: "Est-ce que je pourrai quand même avoir des enfants?" On lui a répondu que pour le moment, tant qu'elle n'est pas greffée, c'est impossible, et qu'ensuite, il faudra attendre au moins trois ans, afin que le nouveau rein soit bien "installé", les médicaments réglés.

Alors tu vois, Juan, en comparaison, mon genou qui flanche un peu, c'est du pipi de chat. Je marche avec des béquilles pour l'instant, il faudra voir ce que le spécialiste peut faire. Un ménisque usé, ou ça s'opère, ou on me fera des injections d'acide hyaluronique. Parlons d'autre chose. Je lis, plus de randos pour l'instant, plus de tennis, mais je peux nager, et j'en profite.

Du coup, et la sensation est bizarre, je me sens importante, précieuse, utile. A 75 ans, je me dis souvent que je suis un peu égoïste; à part recevoir la famille ici, voir des amis, me faire une super belle petite vie, je ne sers pas à grand-chose. Là, j'ai l'occasion de rendre un vrai service. Juan, dans ma vie, je me suis trouvée plusieurs fois dans une position insupportable face à un être aimé: l'impuissance. C'est comme de voir une personne en train de se noyer, dans des sables mouvants, au milieu d'un étang, et de ne pas même pouvoir lui jeter un boute, le sortir de là, l'aider. J'ai envie de donner un rein, j'en ai très envie. Je connais un homme qui en a donné un à son frère, il se porte comme un charme. J'ai une confiance illimitée dans ma santé, je sais que tout se passerait bien. Mes enfants sont en pleine activité, à quoi bon les tourmenter alors que moi, je n'ai rien de particulier à faire, j'ai le temps de me remettre, de perdre du temps, de flâner même dans une convalescence un peu longue. Un peu d'orgueil peut-être, qui se glisse dans tout ce fatras de sentiments contradictoires.

Je bavarde, je bavarde, mon e-mail est interminable, et je ne réponds pas à tes questions. Non, pas vu encore d'hirondelles, quelqu'un en a aperçu dans le Queyras. Les jours rallongent très vite en ce moment, mais toujours les mêmes pensées reviennent et je ne parviens pas à me réjouir du printemps. J'attends.

Je t'embrasse, Juan, amitiés à Karine, j'ai de la chance de t'avoir, ami, tu es bien loin à Genève, prends soin de toi

Maryse

Biot, le 20 mars 2012

Jean, que j'appelle Juan la plupart du temps, je l'ai rencontré sur le voilier avec lequel j'ai navigué des mois, lorsque ma principale activité était d'être équipière sur les bateaux, souvent avec mon cher Bernard, qui fut skipper sa vie durant. Avec Jean, le contact a été immédiat. Il a vingt ans de moins que moi, une famille, deux enfants déjà presque adultes. Mais nos préoccupations, rêves, manière d'apprivoiser les situations, l'humour, nous ont rapprochés. Sur le ferry qui nous emmenait d'Italie en Croatie, où nous devions rejoindre Bernard, nous avons fait connaissance. Toute une soirée passée à nous étonner de nos points communs. La pleine lune illuminait notre sillage, nous avons même oublié l'heure du repas servi à bord. Depuis, et cela fait dix ans, nous n'avons jamais cessé de nous voir, de nous écrire, de communiquer: par mails surtout, très rarement par téléphone, et j'aime cette relation fidèle. Jean est mon meilleur contact masculin, nous pouvons tout nous dire, lui aussi me fait confiance. Nous sommes témoins de nos vies respectives. Lui à réparer et faire des bateaux, tout ce qui concerne le bois, moi dans ma paisible retraite à Biot. C'est un vrai ami, sans faille.

Genève, le 23 mars 2012

Salut Maryse,

En principe c'est une tuile qu'on prend sur la tête, toi, c'est carrément le toit tout entier qui t'est tombé dessus!

C'est terrible ce que tu me racontes et j'imagine comme ça doit tourner dans ta tête. Ta petite-fille, ta fille, ton gendre, et tous les autres, et pourquoi, et que faire, chercher un sens à tout ça, aïe aïe Maryse, je suis de tout cœur avec toi. Heureusement, il y a les copains.

Je me sens démuni pour t'aider, surtout par écrit!

Je peux quand même te raconter que depuis l'automne dernier, cinq ou six de mes amis ou proches ont déclaré des cancers multiples et variés. J'ai d'abord pris ça comme une calamité, une fin. Et puis je les ai tous vus continuer leur vie courageusement, comme si de rien n'était. Il y en a même un qui m'a commandé un petit meuble pour son bateau en précisant "ce serait sympa de ne pas trop tarder parce que j'ai un cancer du pancréas et j'aimerais en profiter un peu". Il y en a un autre qui s'est mis à changer. Il est devenu plus généreux, plus à l'écoute, plus ouvert; je n'en reviens pas. Tout ça pour te dire que la maladie, la mort, cela fait partie de la vie et qu'on n'y peut rien changer. Mais tout ça tu le sais mieux que moi j'en suis sûr.

Prends soin de toi Maryse, et embrasse les copains qui sont là quand on est dans la peine.

Jean

Biot, le 26 mars 2012

Cher Juan, l'ami présent,

Merci merci pour ton message, Jean, n'imagine pas que tu ne peux pas m'aider, il y a plein de gens qui par leur solidarité, que ce soit par e-mail, de vive voix, par leur présence, me touchent, me donnent de la force. Je pense que je commence à intégrer cette histoire de maladie, à la digérer, à l'incorporer dans ma tête. Et quand je vois le courage de Camille, que j'entends au téléphone sa voix calme, j'en suis soufflée. En voilà une qui va mûrir vite fait, cela se sent, et je sais qu'elle aura l'énergie de supporter tout ça. Sa mère et son père de même, il faut croire que quand tu le dois, tu as le courage de lutter. Et ce qui nous aide tous, ce sont les amis, ils sont très attentifs.

Camille va chez son néphrologue demain, elle prendra les rendez-vous nécessaires pour moi. Et je me suis déjà habituée à l'idée de donner un rein. Ma fille Marie-France trouve que c'est imprudent, qu'à mon âge ça doit être difficile de récupérer, mais moi je sais que ça ira. J'ai confiance. Je claudique toujours avec mes béquilles à travers le village, pour reposer mon genou. Cela doit durer encore une semaine; normalement je pourrai essayer de remarcher normalement bientôt.

On y est Juan, ce ne sont pas encore les martinets, mais les hirondelles qui sont arrivées, il y en a quelques-unes. Et comme on annonce une très belle semaine partout, je pense que je pourrai aller me baigner en mer. J'y étais samedi avec une copine, la seule sportive parmi mes amis, on a pique-niqué au bord de l'eau et on a nagé. L'eau est glacée et délicieuse. Quelle énergie dans la mer! Tous les prunus, les pêchers sont en fleurs, c'est magnifique, les arbres moussent, tout blancs, tout roses, j'adore cette saison.

Ma fille Marie-France arrive à Biot, pour une bonne semaine, le 5 avril, et je suis très contente. Juste après, j'irai à Paris 4 jours avec Loïc, mon dernier petit-fils. Cadeau pour ses dix ans. Espérons que le genou se tiendra tranquille.

Et toi, Juan, il est terminé ton bateau à soucis? Il brille comme un sou neuf?

Hier nous étions sur la terrasse de la maison de Bernard, notre skipper préféré à tous les deux, que de souvenirs de bateaux nous lient! Il a bien avancé dans ses travaux, toutes les façades extérieures sont repeintes, les volets aussi, le séjour, c'est mieux. Il a aussi planté ou fait planter des végétaux dans le jardin, cela prend tournure. En ce moment il est très attentionné avec moi, chaque dimanche il m'invite.

C'est très touchant ce que tu me racontes de tes amis qui ont contracté un cancer. C'est vrai, la maladie change parfois en bien le caractère de ceux qui sont atteints. Toute la vie passe en revue, j'imagine, et tout est remis en question, repesé, et l'échelle des valeurs doit en prendre un sacré coup.

J'espère Juan que tu as le moral, que ton petit ne te donne pas trop de soucis, que Karine va bien, embrasse-la de ma part.

Pense à toi, tu as encore ton écharpe le matin pour aller au boulot? Je t'embrasse

Maryse

Biot, le 30 mars 2012

Etrange, Claude m'a demandé l'autre jour ce que disent ses deux sœurs de cette éventuelle opération. Elle a peur de me confisquer, peur qu'elles soient privées de moi et de ma disponibilité.

De toutes manières, rien n'est encore décidé, il est possible que la mère ou le père de Camille soient choisis eux plutôt que moi. Mais je remarque que je tiens à donner un rein, et d'emblée, je ne touche plus à l'alcool, ni aux grandes festivités très courantes et généreuses de Biot. J'ai envie d'avoir un corps propre, une santé parfaite. Marie-France me dit, lorsque je lui en parle, de ne pas prendre d'emblée le rôle des parents et de ne pas trop me mêler de leur problème. Caroline, ma cadette, mère de trois enfants, ne donne pas d'avis formel, elle comprend ma démarche.

Ma meilleure amie Robyn offre aussi, si nécessaire, de donner un rein à Camille. Elle a dix ans de moins que moi, et vient de prendre sa retraite.

Je crois qu'elle le ferait sans hésiter. C'est comme si elle était de la famille, elle accompagne souvent Camille à N., hôpital cantonal, pour ses contrôles médicaux; elle est infirmière, très rassurante. Elle a été très importante dans des moments difficiles de ma vie, elle m'a beaucoup aidée.

Biot, le 16 avril 2012

Bonjour Mister Juan,

Non, Camille n'est pas Coline son aînée, la sportive, celle qui bientôt va être physiothérapeute, Camille, c'est celle qui depuis longtemps est tout sauf battante, celle qui se sent souvent fatiguée, celle qui n'a pas trop envie de travailler. Celle dont la mère a insisté pour qu'elle passe son bac en même temps que son apprentissage d'animatrice pour handicapés. Et qui a eu mille fois raison, car maintenant elle a un métier, un travail qui lui plaît.

En fait, dans un sens, heureusement qu'on n'a pas eu vent de sa maladie auparavant. Pourtant, il y a quelques années, comme Camille se plaignait d'avoir des urines très foncées, sa mère l'a envoyée chez le médecin de famille, une incapable qui malgré les analyses qui comme par hasard demeurent introuvables, n'a rien vu venir, n'a rien décelé, alors que déjà la néphropathie, pour quelqu'un de consciencieux, aurait été détectable. Peut-être qu'on aurait pu ralentir les progrès de la maladie, éviter la destruction à 80% des reins, en soignant Camille correctement. Claude ne veut pas attaquer cette femme en justice, elle refuse de dépenser de l'énergie pour une chose qui ne changera en rien l'état de sa fille. Trop tard. Je crois qu'elle a raison.

Jean, tu as énormément de travail avec tes bateaux? Tous les propriétaires veulent leurs réparations terminées avant qu'elles ne commencent pour profiter de faire de la voile le plus vite possible, maintenant que le printemps est là? Et toi tu dis oui, oui, oui, et tu cours partout?

Le séjour à Paris s'est bien passé avec Loïc, on a presque tout fait en bus, donc pas de problème avec le genou, par contre, que de pluie! La Tour Eiffel ruisselait, il a fallu attendre 2 heures pour enfin y accéder. Mais ce môme est adorable et très curieux de tout. Je l'adore, ce sera un sensible sous des airs de dur!!! Le théâtre, les visites de monuments, tout le passionne, il s'intéresse à tout.

Prends soin de toi, bon rétablissement à Karine qui doit s'occuper ferme de son lumbago. Je vous embrasse

Maryse

Genève, le 4 mai 2012

Salut Maryse,

Pour les gens qui passent à l'atelier, tu as tout juste et pour ce qu'il en est de prendre tout sur mon dos, je suis au max!

Mon fils Stan est rentré de voyage, il s'est remis à fond dans ses études d'archi pour la dernière ligne droite. Ma fille Marion est revenue enchantée de son congrès de biologie à Barcelone. Puis trois jours après, elle a été à l'enterrement d'un ami qui s'est suicidé lundi dernier... Karine va mieux, elle change de boulot, finie la garderie, ce sera la crèche, avec des enfants qui sont les mêmes chaque jour.

Météo dégueulasse. Comme chez toi les martinets sont peu nombreux encore, je les vois se rassembler autour des maisons en criant, c'est du beau temps sans le beau temps!

Je viendrai t'attendre le 30 mai, bisous et à bientôt

Jean

Genève, le 13 mai 2012

Allô allô Biot ici Genève!!! Allô allô Biot, c'est Genève qui vous appelle, répondez!

Eh oui! Maryse, j'ai tellement l'habitude d'avoir de tes nouvelles que le moindre retard m'inquiète!

Tu es sûrement débordée avec tout ce qui t'arrive, alors je t'envoie un peu d'énergie pour t'aider, je suis sûr que tu fais tout très bien. Et puis on se voit le 30!

Bises

Jean

Biot, le 13 mai 2012

Bonjour Juan en souci,

Merci pour tes messages tu sais en ce moment ce n'est pas très facile pour moi. Robyn ma chère amie est venue passer quelques jours ici, elle me comprend si bien, nous avons de vrais échanges ensemble. Séances de kiné pour mon genou, vélo d'appartement, je nage en mer, mais tout cela ne noie pas le souci énorme que j'ai pour Camille. Pour le moment les résultats de mes analyses faites à Biot sont bons, pas d'incompatibilité, par contre il y a un souci que j'ai depuis plus de vingt ans, c'est un kyste aqueux que j'ai sur le rein gauche, il n'est pas du tout dangereux, mais cela peut représenter un inconvénient de me laisser avec un seul rein qui a un problème. J'irai avec mes radios chez le néphrologue de Camille lorsque je serai en Suisse, puis à l'hôpital cantonal de N. avec elle et ses parents pour des examens plus approfondis. On mélange les sangs pour voir s'ils se marient bien, cela s'appelle un cross match. J'espère pouvoir donner mon rein. Tu sais cette histoire reste toujours dans ma tête quoique je fasse, c'est continu.

Ma vie pourtant est super cool, de bons amis, des rencontres, et pourtant je suis toujours en pensée avec Camille, je n'ai que des cheveux blancs, donc je ne peux m'en faire encore davantage…

L'ami de Marion, si jeune, suicidé, par quel chemin a-t-il passé pour arriver là? Quelle agressivité pour ceux qui restent, quel mystère, quelle culpabilité… Ma nièce est partie de cette manière; à 22 ans, elle s'est jetée d'un pont à S.

et personne, encore aujourd'hui, ne connaît les raisons de son geste. J'y pense encore très souvent, bien qu'il y ait 30 ans de cela. Une culpabilité latente: "Qu'aurais-je pu faire pour elle, moi qui étais sa marraine?"

Allez, pas de misérabilisme, les martinets crient l'été partout dans le village, ils faufilent le ciel dans tous les sens, je les adore.

Au 30 mai, ce sera bien de se parler pour de vrai...

Maryse

Genève, le 10 juin 2012

Salut Maryse,

Pas de nouvelles... C'est que tu dois être débordée. Parmi tout ce qui t'arrive en ce moment, je sais qu'il y a au moins une bonne nouvelle: Rafaël Nadal, champion des champions à Roland Garros. Ma fille l'a vu, elle était là-bas, elle en est encore toute retournée! Mais le reste?

En attendant je te souhaite plein de courage pour tout ce qui ne doit pas manquer de t'arriver

Jean

Biot, le 12 juin 2012

Juan, mon cher ami,

Merci pour ton inquiétude à mon sujet...

Je viens de rentrer à Biot, Bernard notre cher skipper est venu me chercher à l'aéroport, j'apprécie beaucoup les services que nous nous rendons, la garde des chats, aéroport ou gare d'Antibes. Il a paru très étonné de me voir les larmes au bord des yeux, il n'a pas l'habitude de ça!

Ce qui s'est passé en Suisse: premier week-end, l'anniversaire des jumeaux, 14 ans, ceux de ma fille Caroline, la cadette, (je sais que tu es toujours un peu emmêlé avec ma nombreuse famille) ils sont maintenant plus grands que moi, la fille est belle comme le jour, et lui est en pleine effervescence, passage de l'enfance à l'état d'adulte, il a perdu sa petite voix, il a pris de l'assurance, c'est magnifique à voir. Tout était parfait, malgré le nuage qui nous est toujours présent à l'esprit: Camille et sa maladie. Le lundi changement de programme, nous allions, Claude, Thomas, Camille et moi à N. pour le cross match. Plein de prélèvements, d'étiquettes, de questions... Nous devions voir le néphrologue, qui vraiment nous a peint le diable sur la muraille. Gravité de la maladie, risques divers, traitement très sophistiqué pour Camille avant et après la transplantation contre le rejet du rein, privant de l'immunité, donc qui fragilise extrêmement le receveur, analyses de toutes sortes avant, les dents, la peau, l'abdomen, le corps entier pour être sûr qu'il n'y aucune infection chez un des deux opérés, toutes sortes de contrôles etc. Un mois avant l'opération, nécessité de mettre le futur greffé en chambre stérile. Jean, j'ai été très choquée. A peine entré, le néphrologue, en me regardant, m'a dit: "Vous, vous passez en troisième position" d'un ton sans réplique. Le rein le plus jeune, c'est-à-dire celui de Thomas, mon gendre, sera choisi. Il semble que le médecin n'a pas bien consulté le dossier, d'une importance impressionnante, avant de nous recevoir. Il ne parle qu'allemand, il y a une infirmière qui traduit vaguement ce qu'il dit. Nous sortons de là un peu sonnés, tant il nous a asséné de certitudes. Camille est atterrée. Moi, j'ai l'impression qu'on me dit: "Vous, la grand-mère, vous êtes bien gentille mais retournez tranquillement à votre fauteuil et à votre tricot, on est entre gens sérieux, votre offre, c'est une plaisanterie! Laissez-nous tranquilles."

Jean, je déteste cet homme, son air suffisant et sûr de lui, je perds toute confiance, et mes enfants aussi.

Par contre le lendemain, j'avais rendez-vous avec le néphrologue de M., qui s'occupe maintenant de toute la famille de Camille. On passe du ton mineur au ton majeur, du staccato au legato. Il connaît bien son affaire, il a examiné toutes les analyses et radios nous concernant, il m'ausculte, et déclare que c'est une question de philosophie, que lui est d'avis que je sois la première donneuse, vu mon état de santé excellent, puisque Camille, de toutes manières, sera transplantée plusieurs fois, dans un délai variant entre 7 et 20 ans au grand maximum. Et qu'il faut avoir des réserves. Les transplantations de mort cliniquement à vivant sont beaucoup plus difficiles, et il y a une liste d'attente de plusieurs années. Mieux vaut ne pas trop compter sur cette éventualité. Il pense qu'il est bien plus prudent de l'opérer avant qu'elle ne soit complètement épuisée et que la philosophie de l'hôpital de N. est à court terme, qu'ils hésitent trop à prendre des décisions qui, pour lui, semblent urgentes. Je suis entièrement de son avis. Il suffit de la voir les yeux éteints, fatiguée, sujette à des coliques, des palpitations, effets secondaires de tous ses médicaments. Ses reins fonctionnent maintenant à 13%. Je suis affolée, j'ai peur pour elle. Ses parents aussi, et Claude me disait: "Il me semble que je vais me réveiller, que je suis dans un mauvais rêve." Thomas, qui n'a jamais été à l'hôpital, se fait je crois un peu de bile. Du coup, je rentre de nouveau en liste, je suis remise dans le cas de future donneuse. Jetée aux ordures, puis ramenée parmi les "utiles", je vaque d'un état à l'autre.

Je logeais chez Claude et Thomas, et Camille, fatiguée, regardait vaguement la télévision, isolée, couchée dans la chambre de ses parents. Elle était près des larmes. Je lui ai serré la main, je l'ai prise dans mes bras. Tu sais, je ne suis pas très habituée aux effusions, j'étais un peu gênée, mais je lui ai donné ma confiance. "Je suis sûre que ça ira, je sais, je ne peux pas te dire pourquoi, mais je sais. On vaincra, toutes les deux".

Le jour suivant, je suis allée chez le psy avec Camille, elle est en traitement aussi là, il faut qu'elle se prépare à recevoir un rein sans culpabiliser, pour éviter le plus possible le phénomène de rejet, et ce n'est pas facile pour elle. Plus simple de donner que de recevoir... J'ai beaucoup aimé cette entrevue. De parler avec un trait d'union entre nous, le psy, nous a aidées à être plus précises, plus intimes.

Donc nous sommes toujours en attente, pas encore de résultats concernant notre compatibilité, complètement dans le vague alors que le temps presse et qu'il faut prendre une décision rapide. Très dur à supporter. Je suis contente de me distancer un peu, d'être à Biot, cela me prend trop la tête, et de toutes manières je ne peux pas faire avancer le schmilblick.

Je crois que vous avez encore de la pluie mes pauvres, quelle mauvaise année, est-ce parce qu'elle est bissextile?

Prenez bien soin de vous, j'ai eu tant de plaisir à vous voir, c'est comme si on continuait la phrase qu'on avait commencée, il y a de cela plusieurs mois. Même feeling, un échange d'énergie parfait. Merci d'être de si bons amis.

Je vous embrasse

Maryse

Biot, le 10 juin 2012

Le psy m'a impressionnée. Sa douceur. Nous en sommes venus à parler de ma passion, le tennis, je ne sais plus pour quelle raison, et j'ai raconté que j'admire Nadal parce qu'il est farouchement déterminé. Il veut, de toutes ses forces, il n'abandonne jamais, ainsi il parvient à ses fins. Cette volonté me galvanise, et je crois que si Camille est animée d'un tel esprit pour s'en sortir, elle vivra. Du coup je me sens animée pareillement, mon rein est sain, il l'aidera. Pourtant, je sais qu'elle préférerait que son père donne un rein, elle se sentirait moins redevable.

On apprend qu'à N., le service changera de patron, que le néphrologue le plus réputé dans le service a quitté son emploi, que tout flotte un peu chez eux.

La compatibilité de chacun face à Camille est avérée par l'hôpital de N. Claude et Thomas sont convoqués pour un entretien à ce sujet, ils y vont avec Camille, sans moi, puisque je n'entre plus en ligne de compte. Là, c'est une néphrologue qui les prend en charge, et qui estime que le temps de l'opération n'est pas encore là, qu'il faut attendre. Entretien très froid, paraît-il. Tout le monde est déstabilisé. Réception pour le moins surprenante, je dirais même scandaleuse. Visiblement, ils ne veulent pas opérer pour le moment, font tout pour pouvoir retarder l'opération.

-Mais allez donc au CHU de S., cela se passera en français, il a une excellente réputation!

Ma fille Marie-France, au téléphone, est furieuse de la réception que nous avons eue à N., où tout se passe en allemand. Le néphrologue de M. est d'avis aussi de s'adresser à l'hôpital universitaire de S. Il estime qu'il faut procéder à la greffe le plus tôt possible, pendant que Camille

*n'est pas encore trop affaiblie, afin qu'elle supporte
mieux l'opération.*

*Ce ne sera pas facile, il faut l'accord des assurances
pour changer de canton, et recommencer toutes les
analyses et investigations là-bas.*

*Attendre, le temps s'étire, en accordéon,
encore attendre, Camille est la plus calme de tous,
elle me scotche complètement. Mais elle aussi, qui a
l'expérience de N., puisque tout au début elle y a
passé une semaine, préférerait nettement être en
Suisse romande pour l'opération.*

Genève, le 15 juillet 2012

Salut Maryse,

Inondation terrible dans mon atelier, trop
de pluie, c'est un peu Beyrouth, l'eau a fait
pourrir le bas de mon armoire, je dois changer le
bas, en prime il faut tout sortir pour faire sécher
et rien ne sèche, trop d'humidité ambiante, c'est
comme sur les bateaux, tu connais... Je ne sais
plus où donner de la tête.

Donc on ne peut pas partir pour l'instant. Karine passe des vacances on ne peut plus genevoises.

Et toi, tu ne veux toujours pas parler de tes soucis? Moi, je suis prêt à les entendre.

On t'embrasse Maryse, prends soin de toi.

Jean

Biot, le 16 juillet 2012

Bonjour Juan des non-vacances,

Ah! Juan, quand je te vois au boulot, vissé à ton atelier-Beyrouth, vraiment j'ai mal pour toi. Quelle catastrophe! Et quelle patience de tout sortir pour réparer ton armoire, je vois le travail, vraiment ça doit être dantesque. Et ton Stan, il ne serait pas disponible pour venir un peu en aide à son papounet? Tu crois que tu ne le mérites pas, d'avoir du monde pour te soutenir? Je comprends très bien que tu ne puisses pas laisser ton atelier dans cet état et partir en te disant Inch Allah, ce n'est pas ton style. Et je vois filer le mois de juillet sans votre arrivée, hélas, hélas, comme je le regrette!

Et alors, que fait Karine pendant ses vacances genevoises forcées? Elle va se baigner? Elle fait les parcs, elle se relaxe chez elle? Elle va au cinéma? Elle visite les bibliothèques?

Pour ma part, les soucis petits et grands continuent. Commençons par l'histoire de Camille. Tu verras que les cordons de la bourse sont plus près des grands médecins que l'on ne pense. Le néphrologue de M., qui nous a tous examinés, a écrit à N. pour expliquer la déception de Camille et sa famille en voyant que l'hôpital traîne les pieds pour opérer, refuse le rein de la grand-mère, qui pourtant permettrait de réserver ceux de ses parents pour plus tard, bref, que la famille pense s'adresser à un autre hôpital universitaire. Là-dessus, le responsable du service, de très bonne réputation mais prêt à prendre sa retraite fin août, répond au néphrologue de M. que finalement il a parfaitement raison, qu'il faut opérer Camille sans tarder, que le rein de la grand-mère ira très bien, qu'il va prendre les choses en main très prochainement. C'est exactement le contraire de ce que disaient les professionnels de N. il y a très peu de temps. Ne serait-ce pas plutôt la peur de voir un bon client s'échapper et perdre un joli bénéfice??? Non mais on rêve! Camille et ses parents tiennent bon, ils iront à S. et ont déjà un rendez-vous le 29 août, oui, c'est tard, mais tout le monde ne renonce pas à ses vacances comme toi... Et je suis de nouveau au premier rang pour donner un rein, vu que tout le monde maintenant est d'accord sur ce principe. Je suis ressortie de ma poubelle, dépoussiérée, à nouveau bonne pour le service. C'est l'impression que j'ai. J'avais renoncé, pas tout à fait puisque je fais toujours attention à mon régime alimentaire, à ma santé... Petits repas entre amis, oui, mais alcool, non! Et à S., où le néphrologue de M. a fait ses études, on aura certainement le même avis que lui. Je vais donc me rendre aussi à ce rendez-vous, pour prendre contact avec eux, et écouter leur décision. J'ai déjà pris mon billet, et comme Caroline (je te rappelle que c'est ma fille cadette), se fait opérer de la vésicule biliaire le 16 août, j'irai le 21 pour son retour de l'hôpital, pour l'aider un peu et fêter son anniversaire le 26. Je rentrerai le 30, si l'on n'a pas besoin de mon rein avant. On pense que l'opération se fera fin septembre, début octobre, s'il n'y a pas d'urgence avant. Camille est très surveillée, fatiguée, je ne te dis pas la vie qu'elle a, très dure cette insécurité, mais elle est contente d'aller à S. où elle comprendra ce qui se dit. En français ce sera plus facile.

Du coup depuis vendredi dernier que je sais cela je suis un peu rassurée, et il y a moins de flottement, je sens que tout prend forme et qu'on va dans le bon sens. Je vis très sagement, aucun excès, il me semble que je suis responsable d'un bien très précieux, que je dois mijoter "aux petits oignons".

Tu veux savoir mes autres petits soucis?

Je me suis fêlé le petit orteil d'un pied, donc je ne peux toujours pas aller en rando, je suis bandée et j'ai un peu mal, mais je peux plonger, aller aux oursins, le comble du bonheur pour moi. J'irai mercredi prochain aux îles avec Audrey, tu la connais, équipière comme nous sur le bateau de Bernard, elle est rentrée aujourd'hui des Etats-Unis. Et je peux nager tous les jours, c'est l'essentiel.

Ma voisine du bas de la maison a coupé dans la rue une branche maîtresse de la vigne vierge qui recouvre la maison, et le charme de mon appartement, tapissé entre toutes ses fenêtres d'une végétation luxuriante, verte en été, rouge en automne, a disparu en majorité. Je ne supporte pas cette intrusion dans mon territoire, cela fait dix fois en trois ans que je lui dis que je tiens à cette vigne, mais elle, elle fait comme elle a envie, elle est saisie parfois de la maladie de couper, couper, tu te demandes ce qui lui prend. Je vais lui faire écrire une lettre par un avocat. Je n'ai pas envie d'être procédurière, mais là, je ne sais pas quoi faire d'autre pour arrêter ce massacre. En attendant de vous revoir, j'ai encore un peu d'espoir, je vous embrasse, ne te fatigue pas trop, je suis de cœur avec tes problèmes, prends bien soin de toi.

Maryse

Genève, le 5 août 2012

Salut Maryse abandonnée,

Dis donc on a de tous petits soucis à côté de toi ! Non, je suis très sérieux. Pour Camille ta petite-fille c'est vraiment très dur mais je trouve que vous menez ça de main de maître. Très bonne idée d'aller à S. Pour la petite histoire il y a environ dix ans Karine devait se faire opérer de fibromes et elle ne savait plus à quel chirurgien se vouer ; dans sa recherche elle a atterri à l'hôpital de S. pour une consultation. Elle en est rentrée rassurée, décidée et presque épanouie, je m'en souviens très bien. "Pas de problèmes j'ai trouvé enfin ce qu'il me faut, ils sont vraiment très humains et chaleureux là-bas". C'était il y a longtemps mais peut-être que cet esprit positif a perduré ; ce dont je suis sûr c'est qu'il est préférable de se faire rassurer dans sa langue maternelle qu'en "schwitzertütsch"!!!

Pour ta vigne vierge par contre tu as vraiment affaire à une garce et je pèse mes mots!!! Elle est inqualifiable ta voisine et contre ça il est difficile de se battre. La vision, sur la photo, de cette branche coupée m'a retourné et sa façon de faire en plus est détestable. J'ai toujours tendance à excuser les gens et à me dire que tout le monde peut se tromper ou qu'on s'est mal compris, mais là !!! Elle est énorme la branche et tu as vraiment le temps de réfléchir avant de finir ton trait de scie, et surtout de consulter ta voisine. Sur ce coup là tu n'as vraiment pas de chance et ici on pleure pour toi!!!

Par contre, nous, on a fini de pleurer sur nos non-vacances et on profite du coin. Mercredi on s'est fait notre deuxième rando et on a réussi à aller jusqu'au lac Jovet. Mille mètres de dénivelée c'est beaucoup ? C'est peu? Pour une pro comme toi? Nous on était fourbus; mes genoux ont tenu presque jusqu'à la fin et je suis très fier de Karine qui a grimpé comme un chamois. Je t'envoie deux photos du coin. La semaine prochaine le temps sera beau et on se recherche un autre endroit pour marcher ou on retournera au même. Quand on marche on pense bien à toi toujours et on a même été s'acheter des boîtes à pique-nique "comme Maryse" hi hi !!

Stan rentre déjà jeudi prochain et Marion elle, est partie vendredi en Espagne pour deux semaines, on est content pour eux.

Maryse ne te désole pas trop parce qu'on ne vient pas, comme je t'ai dit on pense souvent à toi et puis tu as peut-être autre chose à faire et à penser que de promener des Genevois.

On t'embrasse prends soin de toi mais pas de ta voisine!

Jean

Biot, le 7 août 2012

Cher Juan, genevois même en plein été,

Merci pour ton message et tes encouragements, mais comme je suis déçue de ne pas vous avoir cet été! Disons que je comprends, alors que quand même, un petit tour avec Easy Jet sur la Côte, ce serait facile et très bon marché! Non? Vous êtes sûrs de ne pas vouloir venir?

Je trouve que vous faites de très belles randos, avec des dénivelées très respectables mais re hélas, ce n'est pas avec moi!!! Merci pour les photos, elles sont magnifiques.

Figure-toi que Claude ma fille et sa Camille sont venues 4 jours chez moi, Camille avait congé, et ma foi, je trouve qu'elle est super courageuse, avec 13% de ses reins en fonction! Nous sommes allées tous les jours nous baigner, elle doit faire un peu de sport, elle a nagé jusqu'à la bouée, elle a plongé et pêché des oursins dans l'Estérel avec moi et mieux, à St Honorat, où ils sont plus difficiles à atteindre, ils se cachent, les malins...

Bref, on a passé 4 jours très sympathiques, été faire la fête chez Bernard, nous, Camille et moi, on ne boit pas, nous nous sommes bien amusés. Petit bain dans la Brague. C'est la rivière qui passe au fond de son jardin. Donc tu vois, elle n'oublie pas de vivre, elle lutte, elle est même gaie, la petite Camille, elle se repose souvent, bien sûr, et j'admire sa confiance dans la vie. Elle ne se plaint jamais. Quant à Claude, on sent qu'elle prend beaucoup sur elle et fait tout ce qu'elle peut pour arrondir les angles de la vie de sa fille. Je suis très surprise et fière d'elles.

Voilà, elles sont parties cet après-midi, et je suis seule, je vais reprendre ma petite vie.

Je viens en Suisse le 21 août, et je repars le 30. Je crois que ça m'arrangerait mieux de vous voir plutôt le 30, à mon retour. Je dormirai à S. chez ma sœur puisque le 29, nous y serons au grand complet, Camille, son père sa mère et moi, pour un premier contact à l'hôpital de S. Le matin du 30, je serai de bonne heure à Genève, et nous pourrons nous voir, si vous êtes libres bien sûr.

Je crois que les martinets sont partis, il n'en reste plus que quelques uns, ils ne crient plus, fini les escadrons qui fendent l'air, les danses de fous. Le ciel est mort!... Et chez toi, ils sont encore là? Comme l'été file, déjà un mois de grignoté!

Je t'envoie quelques photos de la fête chez Bernard et du bain dans la Brague.

A bientôt peut-être, je t'embrasse bien fort, bisous à Karine

Maryse

Genève le 10 août 2012

Salut Maryse "qu'est-ce qui se passe"

Eh oui! qu'est-ce qui t'arrive? Tu t'es enchaînée façon Greenpeace au dernier rameau de ta vigne vierge? Pire, tu as flingué ta voisine et tu es en taule, et tu n'as pas accès à Internet? Tu es à S. pour des examens interminables? Tu boudes? Bref je me fais du souci, que deviens-tu?

Ici on a dit adieu aux martinets et autres hirondelles. Ils sont tous partis.

Et chez toi?

Tout le mois de juillet s'est passé pour moi à ranger mon atelier naufragé, j'ai réparé, trié le matériel, rangé, je suis comme neuf.

Et toi alors?

Je t'embrasse

Jean

Biot, le 11 août 2012

Merci pour ce mail, tu n'as pas reçu le mien, mais je vois que tout espoir de vous voir à Biot a disparu.

Donc je ne te raconte plus rien de cette triste vigne vierge, qui chaque fois que je vais sur ma terrasse, me terrasse de chagrin. Elle ne va pas repousser. Il y aura toujours ce trou entre mes fenêtres, cette façade déshabillée, ce charme disparu.

Je t'envoie le mail que tu n'as pas reçu, il est donc de plus en plus certain que mon rein fera la première affaire de Camille, je m'en réjouis. Je me suis remotivée, ce n'est pas facile de changer de direction de vie ainsi. Mais là, j'y crois, et j'aurai le plaisir infini de pouvoir aider celle qui en a besoin.

L'été est magnifique ici, avec une eau de mer bien chaude, pas de méduses, pas de canicule, les nuits restent fraîches.

J'ai eu droit à une attaque de deux goélands. J'étais à la limite des bouées, à environ 300 mètres du rivage lorsque deux goélands me sont passés au-dessus de la tête. Je les ai salués, j'adore les oiseaux, ils sont partis. Je nageais sur le dos. Tout à coup je les vois arriver sur moi, à toute vitesse, au ras de l'eau en criant, le bec ouvert, les yeux dilatés. Ils étaient à peine à 2 mètres de moi. J'ai eu peur, une vraie peur, j'ai hurlé, j'ai tapé dans l'eau, et bien sûr ils sont partis. Est-ce mon maillot rouge qui les a attirés? M'ont-ils pris pour une viande dérivante? C'est vrai, je nage si tranquillement, sans remuer l'eau, sans gicler... Aventure bizarre!

A très bientôt à Genève, le 30 août, nous en saurons un peu plus sur cette opération, je t'embrasse

Maryse

Genève, le 18 août 2012

Maryse, aucun nuage à mon emploi du temps le 30, on pourra peut-être se baigner dans le lac, mais Karine travaille, elle sera absente.

Demain, nous nous lèverons de bonne heure, histoire de dire bonjour aux hirondelles géantes, que nous avons découvertes en rando. En ce moment on enfile les belles journées comme des perles sur un collier, c'est super.

Je t'embrasse

Jean

Biot, le 19 août 2012

Juan, amigo,

Donc c'est tout bon, tu es disponible pour le 30. Je serai à 9 heures 15 à la gare de Genève, arrivée de S. Je t'avertis d'avance, mon séjour en Suisse sera chargé, Caroline qui sort de l'hôpital, voir les amis, la famille, le rendez-vous avec l'hôpital de S., je n'aurai peut-être pas le temps depuis M. pour fignoler notre entrevue, il ne faut pas se louper à la gare!

J'adore ton image, les journées enfilées comme des perles, j'ai la même sensation ces temps-ci, j'en profite, cela va changer peut-être avec l'automne, l'opération.

Je t'embrasse

Maryse

Biot, le 2 septembre

Le 30, j'ai tout raconté à Jean, il pleuvait, nous étions réfugiés sur le petit balcon d'un musée, dans l'un des grands parcs de Genève.

Nous étions conviés, Camille, ses parents et moi, pour une prise de contact, avec le grand ponte du service néphrologique de l'hôpital universitaire de S., Monsieur V. Il avait le dossier du néphrologue de M., mais pas celui de N., qui traîne vraiment les pieds pour l'envoyer. D'emblée, cet homme m'a plu. Calme, une voix très douce, il m'a inspiré confiance. Non, je n'ai pas peur, pas du tout. Au contraire, je me réjouis de cette opération, je sais que tout va bien se passer.

Beaucoup d'amis, ici, me posent la question, je crois qu'ils ne se rendent pas compte, qu'ils ne se mettent pas à ma place, parce que s'ils y parvenaient, ils seraient et feraient comme moi, c'est tellement plus facile de faire plutôt que de regarder le désastre arriver sans pouvoir aider. L'autre jour, Camille m'a dit: "Je suis la préférée de mon père alors que ma sœur est la préférée de ma mère, et ce serait plus facile si lui me donnait un rein, je l'accepterais plus simplement mais cela se fera plus tard, c'est sûrement mieux ainsi". Elle réfléchit beaucoup, elle a énormément mûri, son psychisme pousse comme une plante tropicale, à toute vitesse. Je n'ai jamais été plus liée à elle qu'à mes autres petits-enfants, j'aurais fait pareil pour n'importe lequel d'entre eux. C'est NORMAL.

Mais re re coup de tonnerre: "Bien sûr, Madame, si nous n'avions personne d'autre pour greffer un rein à votre petite-fille, nous prendrions le vôtre, mais là, celui de son père, le plus jeune, me paraît une meilleure solution, plus raisonnable, puisque vous me dites que vous êtes tous compatibles."

Il nous a bien expliqué la marche à suivre. D'abord, avoir l'autorisation des assurances pour un changement de canton. Mais comme S. est un hôpital moins cher que N., cela ne posera pas un vrai problème. Assez sordide tout ça, ces questions d'argent alors que des vies sont en suspens!

Ensuite, il va convoquer tout le monde, (sauf moi puisque je suis à nouveau renvoyée dans mon fauteuil, hop, la grand-mère, retour chez vous, tranquillou!) pour de nouveaux examens. Et ensuite, si tout concorde, si les compatibilités sont avérées par l'hôpital de S., on décidera de la date de la transplantation. C'est dit poliment et gentiment, mais de nouveau, toute mon énergie, *mon enthousiasme, ma confiance en moi fondent, il faut quitter ma motivation, encore une fois, me reprogrammer autrement, renoncer à ce don auquel je tenais, abandonner ce projet qui était évident pour moi, qui faisait partie de mon existence. Je garde mes deux reins, je perds mon utilité. Mais c'est Camille qui est importante, et pour elle ce sera mieux, je dois bien me mettre ça en tête. Avec sa douceur, le Dr V. m'a fait comprendre et accepter sa solution.*

Que reste-t-il à faire? Attendre, voyons!

J'imagine, mais Thomas ne dit rien, qu'il vit la même situation que moi, un jour oui, motive-toi, un jour non, on n'a pas besoin de toi. Et pour lui qui travaille, qui a beaucoup de responsabilités dans son poste, cela doit aussi être très dur. On se dit juste, un peu pour plaisanter: "Tu verras ce sera moi!" "Non, ce sera moi, j'en fais le pari!"

Genève, le 2 septembre 2012

Salut Maryse-éclair,

C'était rapide mais sympa, le petit balcon abrité de la pluie pour se raconter nos histoires.

Depuis ta venue il a plu tout le temps et on a revu le soleil seulement ce dimanche, il y avait plein d'hirondelles, probablement en interruption de voyage à cause du mauvais temps.

Sinon rien de neuf, j'espère que tu es bien rentrée et que ta voisine n'a pas profité de ton absence pour s'exercer au coupe-coupe!

Je suis retourné à mes bouts de teck je reste concentré, il me reste trois semaines avant mon départ pour la Grèce: navigation avec un ami et l'aider, comme je te l'ai expliqué.

A bientôt, plein de courage pour la suite

Jean

Biot, le 10 septembre 2012

Bonjour cher Juan du petit balcon

Merci pour ton message, je voulais t'écrire mais je me suis un peu perdue dans les siestes et le tennis. J'avais très peu dormi en Suisse, toujours un peu inquiète et très occupée, je me suis bien rattrapée. Moi aussi, j'ai beaucoup apprécié cette mini journée de jeudi, bonne communication, et toujours, quand on se retrouve, c'est riche de plein d'amitié, sincérité et bonne longueur d'ondes.

Petite insomnie, je profite, mais là, j'ai fermé les fenêtres et mis une petite laine, tu vois ici aussi ça sent la fin de l'été. Je suis allée avec mon amie Christine à la mer hier, mais il y avait tant de vagues, et si énormes, qui déferlaient juste sur les galets, que je n'ai pas osé me baigner, j'ai eu peur, oui, moi, j'ai eu la trouille de me faire jeter sur les cailloux, donc j'ai juste regardé, avec envie et frustration, mais c'était magnifique. Christine y est allée, mais pas bien longtemps, elle n'était pas trop rassurée non plus.

Je vais partir quelques jours à Paris, autour du 22, pour fêter les 60 ans d'une amie, Odile, que j'ai emmenée aux oursins, je ne la connais pas depuis longtemps, elle travaille à la télé, crée des émissions, habite Paris et passait ses vacances chez une copine commune à Antibes. Elle est super drôle, j'adore, avec elle j'ai ri aux îles comme je n'avais pas ri depuis très longtemps. On lui prépare une grande fiesta, et elle ne sait rien, ce sera la surprise.

Je pense, malgré mes activités, toujours à Camille, qui lui donnera un rein? Je ne peux pas croire que ce ne sera pas moi. Je ne bois toujours pas d'alcool, et je fais très attention à mon régime. J'ai de la peine à me démotiver. La vie maintenant a presque un goût de fadeur.

Voilà Juan, tu as déjà préparé ton sac de marin? J'aimerais bien être une petite mouche dans ton bagage, je t'envie, à condition que tu ne te transformes pas en esclave de ton ami... Mais je crois que tu vas te régaler, je penserai à toi. Attention lorsque tu lances les amarres, ne t'emmêle pas dans les nœuds et les barres de flèches!!! Aïe, tu te souviens, équipiers sur le même bateau, comme c'était marrant, et comme on n'avait pas de soucis, juste la vie devant nous et le bonheur d'exister. J'en suis un peu nostalgique.

J'espère aussi que Stan va se mettre sur les rails, je croise les doigts.

En rentrant, j'ai trouvé un pneu plat à ma jolie petite Fiat 500, je suis allée la faire réparer à Feu vert, juste à côté de Carrefour, Bernard m'a changé la roue, et il y avait devant moi un mec de Biot, avec aussi une Fiat 500, qui se faisait réparer son pneu, et il avait comme moi une bonne grosse vis dans le pneu arrière gauche. Bizarre, non? Tu crois qu'il y aurait des plaisantins auxquels ces mignonnes petites voitures ne plairaient pas? Allons, ne soyons pas paranos! Voilà, ami Juan, tu sais tout, oui, je suis bien arrivée, pas de problèmes ni de retard d'avion, et on aura du mauvais temps jusqu'à mardi, après je vais essayer d'aller marcher, mercredi, on verra si le genou tient le coup.

Je t'embrasse, prends bien soin de toi et de ton sac de marin, ne perds pas ton passeport, prends une petite laine, et bon vent! Tu m'écris encor un petit mot avant de partir, gros veinard?

Maryse

Genève le 26 septembre 2012

Salut Maryse fine mouche,

Tu as tout bon, je pars demain pour Galacidi ou Galaxidi, je ne sais plus. J'ai réussi mon pari de terminer mon travail avant. Donc c'est reparti pour trois semaines de navigation, salade de drisses et de boutes en tous genres! Tu vas me manquer.

Toute la famille va bien, Stan s'est fait engager comme livreur, c'est mieux que de chômer. Marion a reçu avec une collègue un prix pour la meilleure recherche suisse 2012 sur le virus HCV (hépatite C). Je suis très fier. Elles doivent aller chercher leur récompense à Zurich et elles ont rêvé d'empocher les dix mille francs mais hélas, l'argent est destiné à leurs laboratoires respectifs. "Hélas, rien n'est parfait, soupira le renard!!! (St Exupéry, le petit Prince)"

Tu vois nous allons tous bien, et toi? Où en est la greffe? Et les bobos? Et les bains du matin? Et le moral?

Je pars de très bonne heure demain, prends soin de toi

Jean

Biot bien lavé, le 27 septembre 2012

Ah! Juan, tu es injuste, c'est moi qui attends de tes nouvelles! Je suis heureuse pour toi que tu ailles un peu naviguer, et dans une aussi belle région de surcroît! Attention, Juan, ne confonds pas la drisse et l'écoute, la balancine et je ne sais plus quoi!

Ici, pas de nouvelles du côté de Camille, l'hôpital de N n'a toujours pas envoyé le dossier à S., donc aucune avance. On ne sait toujours pas qui sera le donneur, mais on pense que ce sera Thomas, d'après ce qui nous a été dit à S. Il est le plus jeune et Claude a un problème de reins, deux entrées et deux sorties, cela compliquerait un peu l'opération. Camille va plutôt bien, elle a perdu 3 kilos, suite à la cortisone qu'elle doit prendre en moins grandes quantités pour l'instant. Autre réglage de ses médicaments. Son travail, à 50%, lui plaît, elle va passer son permis de conduire, cela traîne depuis longtemps. Par moments, on ne dirait pas qu'elle est atteinte aussi gravement. Moi, j'en suis toujours à essayer de me démotiver pour cette greffe.

On a été très arrosés depuis deux jours, il paraît que dans les montagnes, les champignons poussent. Je vais y aller. Je bouge pour ne pas perdre le goût de la vie.

Dis, ta fille, elle est géniale! J'espère que tous les malades atteints d'une hépatite C en profiteront!

Dis-moi un peu ce que tu fais sur le bateau, j'en profiterai aussi un peu!

Je t'embrasse, bon vent

Maryse

Octobre 2012

Le temps se traîne, pas de nouvelles de S., nous nageons en pleine insécurité et c'est dur pour Camille, pour nous tous; elle passe par de grands coups de fatigue. Jean est de retour de son périple en Grèce. Je n'ai pas le cœur à inviter des amis, pas le cœur à aller au cinéma. Juste chercher des champignons, marcher très tranquillement dans l'arrière-pays, entre les pins, cueillir, et écouter, c'est magique, le brame du cerf. L'autre jour, je l'ai entendu, j'ai marché dans sa direction, en espérant le voir, nous étions de plus en plus proches, et à un moment je devais franchir des buissons, les branches ont craqué, je l'ai entendu fuir, sans parvenir à le voir. J'irai en Suisse le 18 décembre, pour fêter Noël avec ma famille. J'ai averti tout le monde.

Genève, le 8 novembre 2012

Fini la Grèce, ici, ça baigne comme tu dis dans tous les sens du terme. Le temps, ce n'est pas cristal mais aquarium!

Bien sûr, je serai libre pour te voir le 28 décembre, ou le 18 ou quand tu veux.

Cool, non? Alors bises et soigne-toi

Jean

Les nouvelles vont vite dans le village. Je sens que les gens me regardent différemment. Pour eux, donner un rein, c'est toute une affaire. Et ils sont plutôt contents pour moi, si je ne suis pas choisie. Moi, je suis déçue, je me sens jetée, inutile. Je sais, pour Camille ce sera mieux: organe plus jeune, plus vigoureux. J'ai beau me dire tout ça, je crois encore, par moments, la nuit surtout, que je serai la donneuse. Je dors mal, comme d'habitude. Toute mon échelle des valeurs a été bousculée. Les détails de la vie, qui me paraissaient importants, le soleil, les jours de plus en plus courts qui éteignent, parallèles à la lumière, ma joie de vivre, les primevères sur ma terrasse, les gens autour de moi, tout cela est en pointillé, flou dans ma vie. Je m'accroche pourtant à ces petits événements de la vie, un peu sans y croire. Attendre.

Biot, le 12 novembre 2012

Bonjour Jean gloop dans ton aquarium,

Le temps, ici, c'est très contrasté: aujourd'hui c'est cristal soleil, lumières rasantes, une merveille dans ces feuillages rougeoyants et jaunissants, par contre samedi, il a plu toute la journée avec des crescendos dignes de la cinquième symphonie de Beethoven, orage, tonnerre et seaux d'eau. A tel point que samedi soir, j'étais invitée chez des amis à 20 kilomètres de chez moi; pour y aller pas de problèmes, mais pour le retour, à minuit, il y avait des inondations partout, je faisais des gerbes d'eau qui dépassaient ma voiture, il y avait plein de pierres sur la route, des dépanneuses pour les voitures en difficulté, ça clignotait de partout, le tonnerre vrombissait, il pleuvait des chats et moi, avec ma petite Fiat, je débrayais légèrement et mettais les gaz en même temps, comme on m'avait dit de faire, et je mourais de trouille, mais voilà, coup de chance, j'ai passé, et j'étais soulagée d'arriver à Biot à une heure du matin !

Aujourd'hui, j'ai rangé mes vêtements d'été et ramené tout le matériel d'hiver dans mon appartement.

On va se voir le 28 décembre, ma fille Marie-France vient passer quelques jours ici, je suis très contente. Je crois que je t'ai tout dit, du moins l'important, à part que nous ne savons toujours rien au sujet de la greffe, on attend, on attend, on n'en finit pas d'attendre.

Je t'embrasse

Maryse

Genève, le 31 décembre 2012

Salut Maryse du long manteau,

Et voilà encore un premier janvier, cool non? Plus d'annonce de pluie, les chemins vont enfin sécher. Je me réjouis déjà des jours qui vont rallonger, et de tout ce qui va avec. J'espère que tu auras autant de plaisir que nous à revoir tout ça, et nous te souhaitons le best pour 2013. Je devrais aller à Port Camargue en janvier, faire des tiroirs pour le bateau d'un client, qui fut le premier de toute ma panoplie.

Stan mon cher petit a trouvé un poste dans un bureau d'architectes, heureuse nouvelle, surtout je crois pour ses parents!!!

Bises à toi et à tes amis

Jean

Biot, le 3 janvier 2013

Bonjour vous,

Merci pour vos voeux et votre gentillesse.

J'ai passé la soirée du Réveillon au lit, avec mes visites qui ont fait la fête chez moi. Encore un refroidissement monumental, je ne comprends pas pourquoi je suis devenue si fragile, moi qui d'habitude ne suis jamais malade. Histoire de moral? Bon, j'irai chez le médecin, je crois que je vais passer par les antibiotiques, je n'arrive pas à me soigner avec mes produits naturels. Cela fait deux mois que ça dure.

Bonne année à vous, encore meilleure que meilleure, que tout continue à bien se passer dans votre famille.

J'ai froid, je pense que j'ai un peu de fièvre, je retourne me coucher, je vous embrasse

Maryse

Janvier 2013

-Maman?

La voix de Claude hésite, je sens que quelque chose est arrivé, mon ventre tremble.

-Oui, ça va Claude? Vous êtes allés hier à S. pour des analyses?

-Oui, et justement, je viens de recevoir un coup de fil de Monsieur V. Il est catastrophé, c'est incroyable, nous ne sommes pas compatibles, ni Thomas, ni Coline, ni moi.

Biot, le 12 janvier 2013

Bonjour Juan, sous la pluie ou sous la neige?

Il me semble qu'il y a bien longtemps que nous n'avons plus communiqué... Je relis mon dernier mail, oui, il date du 3 janvier.

Quelles nouvelles de vous? Tout roule? Tu as rassemblé et poli tous tes outils?

Je sais que tu vas ou que tu es à Port Camargue, donne-moi des nouvelles, si tu as le temps, bien sûr. Pourrons-nous nous voir?

Vu le médecin, antibiotiques et cortisone, je vais mieux. Mes amis, Robyn et Denis, sont partis enchantés de Biot, une oasis de soleil et de douceur. Les oranges et les citrons sont nos boules de Noël. Les capucines fleurissent sur ma terrasse, par moments ça sent le printemps, cela me bouleverse, cette odeur de vie, un peu humide et tiède, la terre sent le soleil.

Mais tiens-toi bien, j'attaque le gros morceau. Assieds-toi, c'est à n'y pas croire, la réalité dépasse la fiction.

Il arrive quelque chose d'absolument extraordinaire. Je l'ai appris il y a deux jours. Tu sais que Claude, Thomas et Camille allaient à S. le mercredi 9 pour des tests complémentaires de compatibilité. A N., ils nous avaient testés et ont déclaré que nous étions les trois compatibles. Jeudi soir, le grand chef de la néphrologie de S. a appelé Claude, pour lui dire que ni elle ni Thomas, ni Coline, la soeur de Camille, ne sont compatibles. Pour la bonne raison que Camille est du groupe sanguin O+ et que eux sont A+,A+,et A-; à N., ils l'ont déclarée A+ dans le rapport du dossier. Qu'il y ait eu une telle erreur est une faute professionnelle de communication incroyable. A S. ils nous ont crus sur parole lorsque nous avons dit que nous étions tous compatibles, et je pense, mais cela me paraît tout aussi incroyable, qu'ils n'ont pas contrôlé tout le dossier envoyé par N., Seulement le rapport du dossier. Enfin, nous sommes tous "sur le cul", les professionnels de S. les premiers, et résultat des courses: c'est moi qui donnerai un rein, je suis O-, donc donneuse universelle. Oui, tu vois, j'ai un sang rare et très précieux. Je reste seule sur la liste. Il est vrai qu'à N., ils font des greffes de rein de groupes sanguins différents, mais cela implique des traitements beaucoup plus compliqués, et des risques beaucoup plus importants. Et on ne sait pas ce qu'il adviendrait en cas de nouvelle greffe de rein, quelques années plus tard. A S. on ne pratique pas de telles expériences. J'attends leur appel lundi matin pour prendre les rendez-vous nécessaires, scintigraphie des reins, entretien psychologique, scanner général, examens divers. Ce sera en février. Mais tu penses comme la confiance dans le milieu médical en prend un coup... Bon, ils estiment que la greffe se fera en mars ou avril, au plus tard en mai. Camille a souvent des maux de tête et des palpitations, dus à tous les médicaments qu'elle doit ingurgiter. Et vraiment, après avoir été acceptée pour la greffe, ensuite rejetée, puis ré-acceptée, puis rejetée de nouveau par S., je vois que le milieu médical est très content de retrouver la vieille Mamimariz et son petit rein bien propret!!!

Voilà les nouvelles, et voilà pourquoi je n'ai pas trop eu le temps d'écrire avant.

Je vais essayer d'aller me baigner pour un peu me laver la tête et penser à autre chose. J'avais presque réussi à abandonner cette histoire de greffe; quant à moi, il faut me re-tricoter une belle motivation.

Je t'embrasse bien fort, bisous à Karine, je pense bien à vous. Merci d'être de si bons amis

Maryse

Genève, 15 janvier 2013

Salut Maryse reine des orins aux reins d'airain,

Sale coup votre histoire de compatibilité ; ce n'est pas qu'on n'a plus confiance c'est qu'ils nous font carrément peur, non? Bon, tu as l'air d'être contente de te retrouver en "pole position" et tu abordes cette greffe avec l'enthousiasme et la détermination qui te caractérisent mais fais gaffe quand même, ce n'est pas un concours c'est une question de survie pour ta petite-fille et peu importe d'où vient le rein!

Pour moi ça bouge aussi je suis censé descendre à Port-Camargue lundi prochain. J'angoisse un peu vu que mon cher client veut de plus en plus de choses et que malgré mes avertissements il ne veut pas se rendre compte du travail et du temps que ça représente, aïe, ça me promet encore de belles semaines! Je te tiens au courant de tout ça et pour l'instant je suis incapable de te dire où je serai fin février.

Pour le reste de la famille ça baigne mezzo. Karine s'est fait encore une grippe la semaine dernière et elle reprend le boulot aujourd'hui. Marion est surmenée et ça se ressent à son moral, elle aimerait bien en finir avec sa thèse mais les choses traînent et malheureusement ne dépendent plus d'elle. Stan est toujours bien dans son bureau d'architectes et nous sommes contents pour lui.

On a passé la semaine dernière sous la glace, ce n'est pas qu'il faisait très froid, -2 -3 pas moins, mais juste avant ce froid il a neigé puis plu et toute cette papette s'est figée ; je peux te dire qu'on a glissé sévèrement. Tout a fondu hier.

Voila ce n'était pas les news du dimanche mais les news du lundi, il faut que je file maintenant pour avancer dans mes petites affaires, je te laisse donc; prends bien soin de tes reins je t'embrasse et à bientôt Maryse la courageuse.

Jean.

Biot, le 3 février 2013

Bonjour amigo Juan,

Merci pour le "enfin" message. Ah! Tu pars lundi prochain?

Donc si tu es sur la Côte le 9 ou le 10, tu pourrais venir me voir? Non? Toujours pas le temps? Ou je viens moi? Bon, pour le 22 février à Genève, on voit encore, mon avion part déjà à 11 heures, donc il faut que je sois à 10 heures au plus tard à l'aéroport... Difficile de se voir à ce moment-là, il faudrait peut-être que je vienne à Genève le jeudi 21 et que tu m'héberges? Un sac de couchage me suffit, tu sais, je ne suis pas compliquée. Mais je pense que tu seras sur la Côte à ces dates.

Ici ça va, j'ai eu une bonne crève, puis la gastro, décidément je suis un peu fragile ces temps et je ne suis pas étonnée. Ne crois pas que je sois contente de donner un rein. J'étais très motivée au début, mais on m'a tellement tapé sur les cornes, non, ce ne sera pas vous, oui, ce sera vous, non vous êtes trop vieille, ah finalement oui, puisqu'on a personne d'autre, donc, pauvre escargote que je suis, j'ai un peu perdu mon enthousiasme. Mais bien sûr j'y vais, c'est normal, mais sans plus vraiment y courir. Mon médecin de Biot, qui est vraiment un amour de médecin, voit d'un mauvais œil que je donne un rein. Il me trouve aussi un peu trop âgée pour ma petite-fille qui est si jeune!

Debout sur mon bureau, j'ai vu la Corse ce matin, le temps est clair, juste quelques nuages au loin, et il fera doux. Réjouis-toi d'être dans le Sud...

Je me suis fait beaucoup de souci ces derniers temps pour ma Minette qui ne supporte plus mon absence, elle ne mange plus si elle est seule. J'ai essayé de trouver quelqu'un qui viendrait vivre chez moi, pour la nourrir pas de difficultés mais pour vivre et dormir chez moi pendant une semaine, plein de problèmes. Je suis je te l'avoue un peu déçue des amis...

Finalement je me suis adressée à un organisme qui envoie des retraités désireux de passer une semaine dans une région de France et d'accord de s'occuper de la maison et des animaux. Cela coûte un peu cher, mais je ne peux pas partir avec en plus de nos difficultés "familiales rénales" le souci de ma Minette. Et il m'a trouvé un couple de la Région parisienne, adorable. Eux viennent bénévolement, c'est l'organisme qui prend les sous.

Voilà la vie ici, je t'écris debout devant ma fenêtre, les peintres arrivent maintenant pour réparer le mur cloqué de ma chambre, dû à une fente du crépi de la maison. Donc mon bureau est dans le couloir etc. etc., c'est le chantier.

Juan je souhaite le meilleur pour ton arrivée ici, dis-moi le déroulement de ton programme au fur et à mesure. D'ac?

Bonne santé à Karine et bisous

Maryse

Genève encore, le 9 février 2013,

Il est 5 heures du matin, je m'en vais à Port-Camargue, je suis juste un peu débordé. Il me reste à préparer mes affaires, mes outils, finaliser quelques courses et charger la voiture. Je compte rester au moins quinze jours, revenir ici pour fabriquer les tiroirs, et retourner à Port-Camargue pour terminer le travail, en ars. On pourra se voir à ce moment-là, si je ne me suis pas disputé avec mon client jusque là! Là-bas, je ne sais pas à quelle sauce je vais être mangé et si j'aurai le temps de chercher des internet truc much, donc je te téléphonerai pour prendre de tes nouvelles, s'il existe encore des cabines téléphoniques!

Je t'embrasse

Jean

Biot, le 9 février 2013

Est-ce croyable, cette transmission de pensée? Moi qui t'écris à l'aube, il est 6 heures du matin, et toi qui justement t'en vas?

Je ne pense pas qu'on se verra en février, c'est ce que j'ai cru comprendre.

Bon courage et bon voyage, pas de naufrage, n'oublie pas tes bagages, à ton âge, tu es si sage, va jouer le mage, nage dans les nuages, ne saute pas de page, ne te laisse pas mettre en cage, et pense à la dame-de-nage, ne la laisse pas sur la plage! Moi je suis juste en rage de louper ton passage...

Je t'embrasse, oui, appelle-moi si tu as le temps

Maryse

Fin février 2013

Passé plusieurs jours en Suisse, et quelques jours à S., pour une quantité incroyable d'examens, analyses de sang, radiographies, scanner, scintigraphie des reins, examens psychologiques, etc. Je logeais chez ma nièce à S., avec Claude, qui tenait beaucoup à m'accompagner. J'en suis touchée. Tout le personnel soignant est très amical, même familial. Avant d'aller faire mes analyses de sang, je devais être à jeun, je suis allée courir sur un chemin proche de chez ma nièce, un bon quart d'heure, pour décoller mes leucocytes récalcitrants, qui ont la fâcheuse habitude de se coller sur les parois des canaux et de ne pas apparaître dans les analyses. Bon moyen pour les réveiller et les faire circuler, c'est un médecin analyste qui me l'avait conseillé il y a quelques années et ça a fonctionné. A S., lorsqu'on m'a pris le sang, j'ai raconté cette histoire.

-Mais de courir fait augmenter la créatinine! (Ce sont les déchets que le sang stocke après avoir été purifié par les reins) Cela fausse complètement les examens!

-Ah! Je ne savais pas...

Donc il faudra recommencer, mais personne ne s'énerve, l'infirmière rit plutôt de ma bêtise et de mon "esprit sportif!"

J'enfile des kilomètres de couloirs, je vois des quantités de spécialistes en tous genres, j'ai peur qu'on me trouve encore un défaut majeur de santé et que tous nos projets s'écroulent.

Un analyste, en regardant mon dossier, fait une remarque à l'infirmière chef qui m'accompagne sur mon âge, 76 ans, ce n'est pas un peu trop?

-Mais elle a une excellente forme!

Les larmes me montent aux yeux, ouf, ça va peut-être marcher!

J'ai hâte que tout cela se termine et qu'on me dise définitivement si je suis OK pour donner un rein. Je n'ai plus de patience. Ma pauvre Camille s'inquiète, elle aussi est soumise à de nombreux examens et analyses, elle est dans l'incertitude comme moi, ses parents ne sont pas rassurés non plus, nous sommes tous sur les nerfs, mais les choses avancent, bientôt on saura. Il paraît que le 70 % des personnes qui s'offrent pour donner un rein sont refusées pour cause de santé insuffisante. Et moi?

Nous attendons une réponse qui tarde, si la greffe peut se faire, ce sera en avril ou mai. J'aurais *des chances de pouvoir nager en mer cet été, je suis très nerveuse et pleine d'angoisse d'être encore une fois refusée.*

J'attends, je deviens folle d'attendre, l'accordéon du temps s'étire à l'infini, toujours cette pensée en tête, que ça marche!

Genève, le 6 mars 2013

Salut Maryse,

Des hirondelles déjà à Biot? Ici à Genève c'est encore bien l'hiver.

Je suis rentré samedi dernier avec plein de trucs dans la voiture, plein de trucs à faire et une semaine de retard. Je sais c'est ch... les artisans, toujours les mêmes histoires de boulot et de retards mais c'est comme ça ; il y a des jours où j'ai envie de devenir autre chose. A part ça j'ai eu du plaisir à Port-Camargue, j'ai aimé les flamands roses, j'ai aimé mes petits plats du jour sur les terrasses et j'ai aimé habiter chez ma soeur, c'était très sympa.

Et toi alors ? Je te trouve bien courageuse, tous ces examens et surtout cette attente. Je suis étonné du peu d'informations que vous avez!! Et si ton rein ne va pas est-ce qu'il y a une solution de rechange ? Aïe aïe aïe oui décidément vous êtes bien courageux!!

Pour nous ça roule, Marion attend de présenter sa thèse de biologie le 14 mars et en attendant elle flippe elle aussi, Stan continue son chemin dans son bureau d'architecte et pour l'instant ça tient. Aujourd'hui mercredi Karine profite de sa coupure hebdomadaire.

Je te laisse Maryse car je culpabilise déjà de ne pas être au boulot, c'est ch... les artisans.

Je t'embrasse. J'ai oublié, j'ai aussi aimé notre coup de téléphone.

Jean.

Biot, le 6 mars 2013

Mon cher Juan artisan jusqu'au bout des rabots...

Ah! Merci, j'attendais ton message. Je tiens les pouces à Marion pour le 14, mais je suis sûre que ça se passera bien et que vous serez des parents comblés et très fiers. Contente aussi que tu te sois régalé à Port-Camargue... Mais tu ne me dis pas quand tu y retournes! J'en déduis que tu ne le sais pas encore, il faut d'abord finir ce que tu as à préparer pour ce bateau. C'est intéressant, ce boulot, ça te plaît? Dans tous les cas avertis-moi quand tu y vas, et on pourrait peut-être venir te voir avec Bernard, ou que tu viennes un week-end... Enfin il y a des tas de possibilités. Bernard, je crois, part bientôt convoyer un bateau à Chypre, je ne sais plus très bien les dates, mais je crois que c'est entre le 10 et le 15 mars. On verra tout ça. Donc non, on n'a toujours pas de nouvelles de S. Il paraît que les résultats de la scintigraphie ne sont pas encore arrivés, je ne sais pas s'ils font faire les analyses sur la lune, cela me paraît incroyablement long. En plus, ils ont eu un énorme stress, à la fois 3 reins de décédés, c'est-à-dire trois personnes qui étaient d'accord de donner un rein en cas de décès, et tu sais il faut que ça se fasse très, très vite. Donc retard, Camille et toute sa famille peuvent encore patienter... Mais ils promettent de me téléphoner dès qu'ils auront pris leur décision et qu'ils auront tous les dossiers. C'est vrai on en a plus que marre et il faut bien être courageux, que faire d'autre? Ce matin, lorsque tu m'écrivais, j'étais déjà à nager en piscine, ils ouvrent à 7 heures 30 et j'y vais souvent, cela me vide un peu la tête. Mercredi aujourd'hui, pas de rando, il pleut, il pleut, ça n'arrête pas, et le ciel est gris, et ciao les hirondelles, elles doivent être parties ailleurs.

Dimanche il a fait très beau, nous sommes allés, Bernard et toute son équipe de nanas, pique-niquer dans la neige sur le plateau de Calern, au-dessus du plateau de Caussols. Je te parle chinois? Tu ne vois pas où ça se trouve? C'était sympa.

Tu vois, malgré tout la vie continue, j'essaie de faire un tas de choses pour que le temps ne lambine pas trop. Je vais au ciné cet après-midi avec des copines du CAF, on ira manger au restau avant. Bon petit programme. Mais bien sûr il y a toujours cette angoisse latente qui grignote un peu tous les plaisirs.

Voilà mon cher Juan, je te souhaite bon courage pour ton immense boulot, on se souhaite le soleil et des hirondelles plein le ciel, avec des fleurs partout. Je t'embrasse, bisous à la chère Karine qui doit se faire du souci pour sa fille chérie.

Maryse

Genève, le 7 mars 2013

Hello Maryse,

En principe je dois retourner à Port-Camargue le lundi 18 mars, mais comme je n'aurai pas fini ce sera plutôt le lundi suivant soit le 25, soit entre les deux soit bref je n'en sais rien!!! Non ce n'est pas un travail enthousiasmant (je modifie une cuisine, frigo, tiroirs, etc.), mais tu sais j'ai la chance de toujours trouver du plaisir à faire ce que je fais et à trouver des solutions à tous ces petits problèmes.

Pour Marion pas de souci à se faire elle a déjà reçu le commentaire dithyrambique d'un des jurés (ils sont 4) qui en gros lui dit qu'elle a fait un travail exceptionnel!!! On est des tout petits Maryse! Mais la pauvre, même avec ça elle flippe.

Pas facile non plus la vie de médecin et en plus il s'agit de vies. Mais je suis d'accord avec toi tout ça ne devrait pas les empêcher de communiquer; c'est difficile pour vous d'attendre sans savoir ce que vous attendez!

Voilà, je te tiens au courant pour Port-Camargue.

Bises et à bientôt.

Jean.

Biot, le 14 mars 2013

Juan amigo, como estas?

Merci pour ton message, je ne sais pas si tu te mettras en route le 18 ou plus tard, mais Bernard parle de venir te voir si tu veux bien...

Ou alors tu viens à Biot, ça peut aussi se faire.
Pas mal, non?

Donc ça roule pour Marion, tant mieux, et
apparemment ça roule pour la famille.

Ici, vendredi dernier, suite à un e-mail que
j'ai envoyé au Dr V., qui s'occupe du centre de
transplantation de S., j'ai reçu une réponse très
gentille, le même jour, qui disait que, au niveau
de tous mes examens chez eux, c'est normal, il
manque celui de l'échographie de l'abdomen,
mais il ne se fait pas de souci à ce sujet, et une
discussion avec le chirurgien. D'après lui on
s'approche du feu vert définitif. Donc c'est une
très bonne nouvelle, parce que tu sais les
solutions de rechange, entre autre d'un décédé,
ils n'aiment pas, c'est moins sûr, et il y a une
liste d'attente de 3 – 7 ans, et ma nièce, solution
éventuelle, elle est O négatif, oui,
éventuellement, mais il faudrait tout
recommencer, et la compatibilité n'est pas
certaine du tout, j'en suis fatiguée rien que d'y
penser. Donc j'attends avec beaucoup plus de
sérénité. Je pense que je rentre dans le moule,
selon leurs critères et leurs exigences! Pourvu
qu'on ne se trompe pas encore une fois... Dans

tous les cas si ça marche, comme on m'a vraiment passé au crible fin, au petit tamis, je dois avoir une santé de fer! Camille va à peu près bien, elle est aussi très contente qu'on approche du but, mais tout le monde a encore un peu peur d'une emm... de dernière minute, tu comprends sûrement ça.

A bientôt donc, mon cher Juan, bon voyage dans le sud, le beau temps, il n'y a plus d'eau là-haut tant il a plu ces jours...

Je t'embrasse, bisous à Karine et félicitations à ton génie de fille

Maryse

Genève, le 21 mars 2013

Salut Maryse

Dimanche quelques hirondelles très haut dans le ciel et aujourd'hui des martinets furtifs, ça vient! Ce qui ne vient pas, par contre, c'est mon départ pour le sud, encore à faire, et comme c'est parti, je pense que j'irai à Port-Camargue juste après Pâques. J'espère qu'on ne va pas se croiser, toi avec ton rein-cadeau et moi avec mes tiroirs pas cadeau!!!

Si je ne te l'ai pas encore dit, Marion a passé sa thèse jeudi dernier, je t'enverrais bien une photo mais mon Mac est tout chamboulé il paraît que je dois me mettre à jour, et télécharger des trucs et des machins, et tu sais comme moi que ce n'est pas notre tasse de thé, la technique électronique, à tel point que j'ignore si tu vas recevoir ce mail.

Patience et courage, à bientôt

Jean

21 mars 2013

Buenas Juan, amigo pegado en Genève,

Pauvre Juan, toujours à courir, et jamais prêt au départ... Toujours et encore du travail, et jamais disponible pour préparer ton sac... Toi aussi tu dois avoir affaire à Madame Patience...

Ici, aujourd'hui, il fait beau, mais on sait que ce n'est pas pour longtemps, tout le mois se déroule ainsi, 2 jours de pluie, 1 ou 2 jours de beau et re la pluie.

Plus vu les hirondelles, et encore moins les martinets.

Question du fameux rein, toutes mes analyses sont bonnes, il ne manque plus que le feu vert du chirurgien. Bon, il y a toujours ce kyste aqueux très bénin sur le rein gauche, mais depuis le temps qu'ils le savent... Tout de même ils n'auraient pas fait tous ces examens super coûteux pour me dire que ce kyste bénin est un obstacle, ils l'auraient dit avant, non?

Donc j'attends, j'attends, et moi en ne faisant pas grand-chose, alors que toi c'est en bossant comme un dingue...

Ton voyage est donc remis à après Pâques? Eh bien! on attendra, et si tu préfères, bien sûr, venir nous voir, nous on va te recevoir dignement, faire la fête avec toi, et bien sûr tu peux dormir à la maison.

A bientôt Juan, je te donne des nouvelles (le feu vert j'espère) dès que ça arrive.

Et félicitations réitérées à ta géniale fille, et à ses parents aussi qui ont su la diriger et la soutenir, et être toujours là, simplement.

Je t'embrasse, courage, bisous à Karine

Maryse

Biot, début avril 2013

Ouf! Tous les examens sont bons, je dois détenir une santé d'enfer!

Grande émotion aussi, je prends la dimension, l'importance de ce geste tout simple qui aidera tant Camille. Un peu l'histoire de la boule de neige. Ce que je fais est tout petit, et le résultat sera énorme. La première chose qu'elle a demandée en apprenant sa maladie: Est-ce que je pourrai quand même avoir des enfants? On lui a répondu: d'abord la greffe, avant c'est impossible, ensuite il faudra attendre au moins trois ans, que tout soit réglé. A ce sujet je n'ai jamais eu de doute, je sens au fond de moi-même que ce rein fonctionnera chez elle, lui donnera ma propre énergie, je le SAIS, elle vivra normalement.

Elle a un ami, il s'appelle Mbala, il est Angolais mais il a pratiquement toujours vécu en Suisse. Il y a bien trois ans qu'ils se fréquentent. Je n'ai d'abord pas pris cette relation très au sérieux, Camille a déjà eu quelques amis, cela se solde souvent par un échec. Et j'étais certaine que lorsqu'il apprendrait sa maladie incurable, il se sauverait sans se retourner. Eh! bien non, il ne s'est pas débiné, au contraire, il a assuré, a soutenu Camille, s'est beaucoup inquiété pour elle.

Je serai la donneuse, c'est comme une immense fête, je jetterais bien un grand paquet de confettis en l'air, avec des guirlandes partout!

Biot, le 6 avril 2013

Amigo Juan, donde estas?

Pas de nouvelles de Jean, où peut-il bien être?

Tu me disais que tu allais à Port-Camargue le lundi de Pâques, je pensais avoir de tes nouvelles, mais c'est silence e-mail... Donc je ne sais pas si tu étais prêt, si tu as pu partir, ou si tu es encore à faire des finitions? Ou si tu es malade? Ou en route?

Pour moi tout est maintenant fixé, mille fois ouf, je pars le 15 aux aurores de Biot, et je dois me trouver à S. à 12 heures, pour rejoindre Camille. Nous commençons nos rendez-vous à l'hôpital de S. à 13 heures 30, chirurgien, anesthésiste, infirmière de coordination, le rendez-vous chez le psy sera pour mercredi 17 à 9 heures. Si tu es encore là, on peut éventuellement se voir cette semaine-là, vu que nous entrons à l'hôpital le 22, pour être opérées le 23. Ah! Ces dates... Je vais essayer de téléphoner à Karine, elle pourra me renseigner sur ton compte.

Je suis donc dans les starting block, (on écrit ça comme ça?), je vais régler les derniers problèmes pour la garde de mon chat, j'ai trouvé des futurs habitants pour mon appartement, des amis, afin que ma Minette ne meure pas d'ennui, vu que je vais sûrement rester plusieurs semaines absente, à moins que je ne me sente très bien et assez autonome pour rentrer avant les contrôles qui auront lieu autour du 21 juin. Dans ce cas, je rentrerai et retournerai juste un jour à S. Mais là je rêve un peu, je ne sais pas dans quel état je serai pendant cette période. Peut-être que je serai bien contente de me trouver chez ma fille pour y être dorlotée. Je ne peux rien décider, il faudra voir comment tout ça va se passer.

Claude et Thomas, les parents de Camille, étaient chez moi pour quelques jours, ils sont repartis hier. Temps mitigé, mais nous avons pu quand même nous balader à Nice, faire le Cap d'Antibes, aller sur le plateau de Caussols. Et aller au ciné, bien sûr, et beaucoup au restaurant, ils adorent ça et moi aussi.

J'ai meilleur moral maintenant que je sais ce qui va se passer, et que tout est réglé, et suis heureuse pour Camille qui va avoir une autre vie. Bien sûr on ne sait pas encore comment elle va supporter la greffe et accepter le rein, s'il faudra beaucoup d'anti-rejets ou non. De toutes manières, elle ne travaillera pas pendant 3 mois.

Mais elle a très bon moral, et confiance, c'est déjà pas mal.

Voilà les news, et toi et toi, et vous, que devenez-vous? Je vous embrasse tous les deux, donnez-moi vite de vos nouvelles si possible

Maryse

Genève, le 5 avril 2013

Salut Maryse du bout du fil,

Quelle excellente idée de téléphoner, c'était une bonne surprise. Comme tu vois je ne suis pas encore parti et ça commence à m'inquiéter pour la suite, j'espère pouvoir partir lundi prochain, le 15 avril donc. Eh oui! regarde par le hublot de ton avion, si tu vois une auto rouge en retard!!! Ce sera moi. On va se croiser d'une façon admirable. J'ai bien retenu les dates de ton opération et je ne manquerai pas de te téléphoner.

Ici tout va bien de chez bien. Les enfants sont en vacances, Karine est en train de fomenter des coups pour prendre sa retraite plus tôt que prévu, ce serait vraiment bien.

Et toi? Je te sens excitée par cette "aventure". Je me demande si les toubibs vont pouvoir t'endormir... Je te comprends c'est vraiment un truc de fous cette histoire. Karine m'a évoqué hier la place de Claude qui voit sa mère et sa fille se faire opérer en même temps, non, vraiment de quel côté que l'on se place, c'est une histoire dingue. Je vous souhaite plein de courage à tous. Et je reste en contact.

Bises

Jean

6 avril 2013

Claude m'a dit qu'elle était jalouse de moi, elle voudrait, elle, aider sa fille, et je la comprends. Elle est là, au milieu de nous deux, dans l'impossibilité d'aider et de faire quoi que ce soit pour Camille, alors que de tout son être, elle voudrait participer.

Biot, le 7 avril 2013

Bonjour mon cher travailleur peut-être pas aussi joyeux que ça...

Bonne semaine donc, j'espère que tu seras prêt pour partir lundi prochain, en tous cas moi je prépare déjà ma valise, ce sera la première fois que je quitte Biot pour plus de trois semaines!

Merci pour ton mail, j'ai presque des complexes en pensant que tu as dû passer du temps pour m'écrire, alors que chaque seconde compte pour ton boulot.

Enfin il fait beau ici, mais c'est juste pour le dimanche, on aura de nouveau de la pluie demain!

Je suis hyper heureuse pour tes mômes et pour Karine qui parle de retraite, c'est génial. C'est vrai que Claude est dans une position très bizarre, elle qui aurait tant voulu aider Camille, et qui se trouve entre sa mère et sa fille, à avoir peur pour toutes les deux. Mais tu sais, pour moi c'est autre chose, je suis opérée parce que je suis EN BONNE SANTE. Lorsque Claude était chez moi, j'ai remarqué qu'elle me surveille comme le lait sur le feu, je suis doublement précieuse pour le moment, étant donné que je porte ce fameux rein-cadeau, presque en emballage de fête, ce talisman tant espéré, et que je suis sa mère. L'autre jour, j'ai grimpé sur une chaise devant la fenêtre ouverte, je voulais arranger le jasmin pour le faire courir sur le mur, donc je me penchais, et tu aurais dû la voir aux abois: "Maman, maman arrête, ne tombe pas!!!" Cela m'a fait bien rire.

C'est vrai que je suis toute excitée, je vais là-bas comme pour une aventure et je suis très curieuse de voir ce qui va se passer. Et tu ne penses pas si bien dire, pour m'endormir il en faut; quand je me suis fait enlever la vésicule biliaire, il y a bientôt 50 ans, je me suis réveillée alors qu'ils étaient en train de me recoudre, je ne te dis pas l'angoisse, et la douleur!!! Cela n'a sûrement pas duré plus de quelques secondes mais je les ai encore dans la mémoire.

Toute la famille est très courageuse, Camille la première, elle n'a pas peur pour le moment, on est tous contents que ça avance enfin.

La seule chose que j'espère, c'est que je pourrai bientôt nager en mer, et que les oursins ne seront pas logés trop en profondeur, que je pourrai donner le coup de rein nécessaire pour les atteindre. Pour mon anniversaire peut-être, le 3 juin! Quel cadeau ce serait pour moi, d'aller pêcher les oursins comme d'habitude, 6 semaines après l'opération!

A bientôt, je te donnerai des nouvelles par SMS, tu auras un portable?

Je n'aurai sûrement pas d'accès à Internet à l'hôpital.

Allez, je pars déjeuner avec l'équipe Bernard et cie, ça se passera en dehors du village, parce qu'il y a une foule énorme dans le bled, c'est le week-end des Templiers, une vraie horreur pour les Biotois, on n'en peut plus de les entendre avec leurs immenses tambours, et on ne peut plus les voir avec leurs armures débiles, et si tu savais, ils sont tous déguisés en personnages du Moyen Age, ils se prennent très au sérieux, à pleurer, tant c'est infantile!

Mais ça ravit les foules depuis vendredi soir.

Je t'embrasse Juan, bon courage pour ton boulot, bonne semaine, et on se donne des nouvelles. Bisous à Karine.

Maryse

20 avril 2013

Je suis partie de Biot heureuse que tout s'arrange, que ma chatte soit bien gardée, que quelqu'un soit venu m'accompagner à l'aéroport. Tous les amis de Biot m'ont souhaité du courage et je me sens enveloppée de leur inquiétude et de leur solidarité.

Arrivée juste pour le rendez-vous à l'hôpital de S. avec Camille, Claude est aussi là, et nous voyons les chirurgiens, l'anesthésiste, la psy, qui vraiment, j'en suis sûre, a beaucoup aidé Camille. J'ai répété que je ne voulais plus de remerciements, une fois et c'est bon, je ne demande aucun contrôle sur ce rein, elle l'a reçu il est à elle et elle en fait ce qu'elle veut. Moi je reprends ma vie à Biot, pas de relation particulière ni fusionnelle entre nous, je veux qu'elle se sente libre, qu'elle ne porte pas ma santé sur ses épaules. Il semble qu'elle a compris. C'est peut-être un peu dur de ma part, mais je crois que c'est nécessaire. Tout le monde à l'hôpital de S. est extraordinairement professionnel et aimable avec nous. Il règne une ambiance très familiale, rapports sympathiques, chaleureux. Je puis me permettre d'être parfaitement naturelle, pas de masque, nous effectuons un travail commun, tirons au même charroi, chacun à sa place. Le 17, tous les contacts ont été pris. Je me sens entourée, comme une araignée au milieu d'une toile parfaite, il ne manque pas un petit fil, tout est programmé, autant pour Camille que pour moi. Nous rentrons à M.

Aucun souvenir de ces derniers jours avant l'opération.

22 avril 2013

Nous avons fait notre entrée à l'hôpital, accompagnées de Claude et de nos valises respectives. Nous serons dans la même chambre pour la première nuit, ensuite, Camille sera aux soins intensifs, et moi, je reviendrai ici, dans une belle chambre, d'où je vois la ville et le lac. Nous rencontrons encore nos chirurgiens respectifs, 2 Messieurs qui nous expliquent, avec force dessins, le déroulement de l'opération. Sympathiques, amicaux tous les deux. Camille aura une ouverture sur le côté droit du ventre, le rein sera posé et relié à une artère de dérivation d'un côté, à une veine de dérivation de l'autre. Elles seront klippées sur l'artère et la veine de mon rein gauche. Son système rénal ne sera absolument pas touché, les reins malades cesseront petit à petit de fonctionner, ils sècheront.

Quant à moi j'aurai d'abord deux petits trous sur la partie gauche de mon ventre, un pour permettre aux pinces d'entrer, un autre pour permettre à la caméra de fonctionner. Mon rein gauche sera déconnecté, on lui laissera un bout de veine et un bout d'aorte, les voies de circulation sanguine seront klippées.

Là, explique le chirurgien, on attend que plus rien ne saigne, on ouvre ensuite le ventre comme pour une césarienne. Certains néphrologues emploient des baguettes pour prendre le rein, moi je préfère aller le chercher avec la main, je suis ainsi certain de ne rien blesser...

J'imagine ce grand bras qui entre dans mon ventre ouvert, cela m'impressionne, me révulse un peu, j'aurais préféré ne pas le savoir. Petit flottement... De toute manière, je leur fais entièrement confiance, ils savent ce qu'ils font.

Le rein, une fois sorti, est lavé et conservé dans la glace. On videra le kyste aqueux. Il ne se passe pas plus de vingt minutes entre le moment où l'on prend le rein et le moment où on le pose et le klippe, veine avec veine, artère avec artère. Lors d'un don de rein vivant, il se met en général à fonctionner très rapidement. Lors d'un don de rein de décédé, cela peut prendre parfois jusqu'à trois jours. Grande différence.

Les salles d'opération sont contiguës. Je partirai la première de la chambre, Camille sera emmenée un peu plus tard. J'accepte un petit calmant demain matin, avant d'être emportée.

Repas léger pour le soir, nous sommes un peu émues, non, pas angoissées, juste émues. Enfin nous y sommes, quel parcours, tout se passera bien, j'en suis sûre, et je crois que Camille *a aussi une énorme confiance. Comme je l'aime, cette petite-fille qui aura 22 ans dans une semaine!*

Les portables cliquettent, on donne des nouvelles, tout se passe presque, je peux le dire, joyeusement. Les infirmières sont adorables.

Je demande un téléphone fixe.

23 avril 2013

Plus trop de souvenirs de mon départ de la chambre, c'est très vague.

Pas mal de circulation autour de moi.

Je me réveille dans ma chambre. Claude est là, peut-être aussi Thomas, je ne suis pas sûre. J'ai un léger souvenir d'avoir été dans une grande salle, salle de réveil probablement, avec des lits à étages, beaucoup de monde. J'ai demandé qu'on me surélève, l'infirmière obtempère, encore encore, je dis, plus haut, et elle me répond: il ne faudra pas tomber, c'est un peu dangereux!

C'est sûrement un rêve. Je n'ai pas mal, je me sens faible, avec envie de dormir.

-Et Camille?

-Tout s'est très bien passé, elle n'est pas bien loin, les soins intensifs sont juste à côté, demain on pourra se voir, l'opération a réussi, c'est un vrai succès.

Je crois que je pleure un peu, de bonheur.

24 avril 2013

Je me sens étonnamment bien, mais impossible de manger. Camille aussi, paraît-il. L'après-midi, oui, je crois que c'est l'après-midi, ma mémoire est en pointillés, nous nous retrouvons avec Monsieur V., nos chirurgiens, Claude, Thomas, Camille et moi, dans une salle proche des soins intensifs, ou dans ma chambre, je ne sais plus. Le Dr V. me dit: " Vous avez donné un rein de champion à votre petite-fille, on lui a infiltré 25 litres d'eau en 24 heures, et elle a uriné 24 litres!" Je suis très fière de moi. Camille va bien, elle sourit, nous sommes toutes les deux debout.
"Il y a un marathon dimanche à S., vous voulez vous inscrire?"

Le Dr V rit de sa blague, comme nous tous. Je crois que de me voir aussi sportive à mon âge l'amuse. Nous avons déjà parlé de plongée sous-marine, il a aussi une expérience en Polynésie, nous sommes tous les deux passionnés, encore remplis d'images vives, en technicolor, comme des flashs de lumière.

Il y a en nous tous un grand sentiment de soulagement, de joie, cela me fait penser à un match gagné, en équipe solidaire. Un ange passe, pas même en silence, un vrai ange de bonheur.

J'ai reçu plein de coups de fil, de Biot, de M., de Jean, des amis, pour demander de nos nouvelles, cette histoire interpelle beaucoup les gens, c'est une aventure qui intrigue, qui touche.

Et j'apprends par l'infirmière de coordination que les reporters qui assistaient à l'opération juste pour prendre leurs marques en vue d'un reportage télévisé sur la greffe, nous en avions donné l'autorisation, ont été si touchés qu'une grand-mère donne un rein à sa petite-fille qu'ils ont demandé une interview. J'en souris, cela fera un peu pleurer dans les chaumières! Ils vont venir lundi prochain, c'est-à-dire le 29. Interdit, vous m'entendez bien, de partir avant, normalement vous pourriez déjà rentrer le 27, mais s'il-vous-plaît, ne partez pas, c'est pour le bien de l'émission. Camille est enchantée, moi ça m'amuse assez aussi.

Tout le personnel soignant est très chaleureux, je me sens dorlotée, écoutée, sentiment très agréable. La sœur de Camille, Coline, qui fait ses études de kyné à l'hôpital de S., vient nous voir chaque jour et je suis heureuse de la rencontrer, énergique, si pleine de vie et de confiance.

Je lis un livre de Andreï Makine, "L'amour humain", et l'infirmière de nuit, Annal-Lisa, connaît cet auteur, nous en parlons, enthousiasmées toutes les deux. J'ai une grande sympathie pour elle, nous bavardons un peu lorsqu'elle vient me voir: ils sont sages vos patients? Oh! Il y a eu une urgence cette nuit, ils voulaient mettre le malade chez vous, j'ai dit ah! non, pas chez elle... Nous rions de cette complicité. Elle me parle un peu de sa vie, elle part toute seule en vacances, sac au dos, pas craintive la fille... Elle est très jolie, amusante et charmante, je pourrais m'en faire une amie. En parlant du don de rein, elle m'a raconté, puisqu'elle a de bons contacts avec les patients en général et beaucoup d'expérience, que lorsque les donneurs se sont sentis forcés, exemple un gendre qui donne un rein à sa femme, poussé par les beaux-parents, alors qu'il n'en a pas trop envie ou qu'il a très peur, cela se passe presque toujours mal. Il faut que le rein soit donné dans la joie, sans arrière-pensée, et alors là, c'est comme un miracle. Etrange, non?

25 avril 2013

Jour noir, pour Camille comme pour moi. Fatiguées toutes les deux, nous nous sentons fragiles comme du verre. Camille a des diarrhées continues. On pense que c'est peut-être dû à un anti-rejet ou aux antibiotiques qu'elle ne supporte pas mais qui sont indispensables. Moi, je ne peux toujours pas manger, les repas me dégoûtent, l'infirmière me donne du sirop de figues pour faire fonctionner les intestins, mais rien n'y fait, je suis bloquée, rien ne passe. Adieu mon appétit gargantuesque, je pense à ma mère. Elle nous donnait de la magnésie San Pellegrino lorsque notre système digestif était en panne. Je demande à Claude de m'en acheter à la pharmacie, mais l'infirmière en trouve dans la réserve de médicaments de l'hôpital. Une bonne prise ce soir, et peut-être que tout s'arrangera. Pour Camille, je ne sais pas, j'ai peur pour elle, mais je m'accroche à la phrase du Dr V., prononcée lors d'une de nos entrevues: ce n'est pas parce qu'il y a des problèmes chez le greffé que la greffe n'a pas réussi, il faut prendre le temps d'équilibrer les médicaments, de trouver des solutions. Cela demande de la patience.

Claude est restée chez ma nièce à S., elle vient nous voir chaque jour.

Le chirurgien de Camille, lorsque le rein a été posé et qu'il s'est mis à la seconde même à fonctionner, a téléphoné à Claude en disant:

-L'opération a réussi, tout est parfait.

Il l'a recousue après le coup de fil.

Qualités humaines extraordinaires.

Nous sommes bichonnées, soignées, gâtées, on nous donne l'impression que notre bien-être est la seule chose importante dans cet énorme hôpital, qui abrite environ 10.000 personnes!

26 avril 2013

Ciel gris mais mes soucis personnels se sont envolés, j'ai pu manger, merci San Pellegrino, mon système digestif s'est réveillé, je me sens bien.

Je dors mieux que je n'ai jamais dormi, peut-être grâce à un petit comprimé de morphine? Nous nous voyons chaque jour avec Camille, elle souffre, les médicaments doivent être réglés, mais on ne peut pas les supprimer facilement, toute cette chimie est très difficile à régler sans prendre le risque de rejet, qui serait encore beaucoup plus grave. J'ai confiance dans les médecins, ils vont trouver la solution. Elle est très brave, patiente et calme. Nous avons souvent des visites, Claude et Thomas, ma nièce, ses filles, ma sœur, et parfois des amis qui viennent de M. Nos chambres sont surchargées de fleurs, il y a une chaîne d'amour, de reconnaissance solidaire autour de nous, c'est magique.

27 et 28 avril 2013

Je me promène un peu dans l'hôpital, habillée normalement, surtout pas de robe de chambre, ni de chemise de nuit ouverte!!!

J'ai de la peine à supporter les malades, des hommes en général, qui se promènent dans les couloirs et même dehors, pour ce qui est des fumeurs, les jambes à l'air, des charentaises aux pieds, avec des airs de saules-pleureurs; ce misérabilisme, ce manque de pudeur a presque quelque chose de sexiste, j'en suis choquée.

Avec Claude, nous allons de temps en temps à la buvette de l'hôpital pour voir un peu de monde, boire un jus, acheter des journaux.

Mbala, l'ami de Camille, est venu la voir avec sa mère et sa sœur. Ils sont arrivés dans ma chambre, et étonnée, j'ai reçu leurs remerciements très émus. Je ne m'attendais pas à toutes ces démonstrations de reconnaissance, que du reste les médecins m'ont témoignées de même. Comme si on faisait d'une puce un éléphant. C'est tellement normal, et facile de donner un rein, surtout à sa petite-fille!

Pas de progrès hélas chez Camille, ses diarrhées continuent et on ne change pas ses médicaments. Peur du rejet de rein, je m'en doute.

Le dimanche 28, le médecin de garde craint la déshydratation pour Camille et il lui fait infiltrer une quantité d'eau énorme. Elle gonfle, elle se sent mal toute la journée, elle a le sentiment d'étouffer, ses épaules sont enflées, son dos gonflé lui fait mal, elle en pleure. Claude, le soir, appelle le médecin, demande de l'aide, il faut faire quelque chose pour Camille, elle ne peut plus supporter cet état.

Le dimanche, les médecins ont congé, mais en cas d'urgence, tout le monde répond présent. C'est comme si on tapait sur une fourmilière. Le spécialiste arrive avec les infirmiers, Camille est emmenée en observation, on lui administre un autre médicament, et comme ses parents doivent absolument rentrer, le lundi ils travaillent tous les deux, je reste auprès d'elle, je lui parle, jusqu'à ce que finalement elle s'endorme. La phrase du Dr V., je me répète la phrase, "ce n'est pas parce qu'il y a des problèmes que la greffe n'a pas réussi". Mais j'ai vraiment peur pour elle, j'aimerais l'aider, je m'impatiente.

29 avril 2013

Camille a passé une nuit relativement bonne, elle a dégonflé, moi, je pourrais très bien rentrer, je me sens bien, je mange et vis normalement. Mais c'est le jour de la télévision. On installe Camille dans ma chambre, mon Dieu, il y a une semaine, nous entrions à l'hôpital, et maintenant, je suis près d'en sortir, et Camille est GREFFEE.

En début d'après-midi, ils arrivent, quatre messieurs, cameraman, reporter, ingénieur du son, responsable de l'émission, avec leurs nombreux appareils, micros, caméras, lumières, accompagnés par l'infirmière de coordination, puis du Dr V. Tout à coup la chambre rétrécit, devient très petite, sur-occupée, et ces hommes me paraissent énormes, bien que très attentionnés et charmants. Camille et moi, nous avons l'air de petites grenouilles dans nos lits-bénitiers.

Interview, questions à l'une et à l'autre, pose de micros dans nos vêtements. Je ne suis pas du tout intimidée, l'ambiance est à la confiance, très bon enfant, Camille raconte le choc de sa maladie, ses craintes, son hésitation à accepter le rein de sa grand-mère et de nuire à sa joie de vivre, les incompatibilités avec ses parents et sa sœur, plus de choix possible. Moi je parle de ma confiance totale en ma santé, mon bonheur d'aider et mon soulagement de ne pas rester dans l'impuissance, mon désir de faire les choses normalement, de reprendre comme si de rien n'était ma petite vie à Biot, et je demande, mais vous qui avez assisté à l'opération, racontez-nous un peu ce que vous avez vu, alors que nous dormions comme des marmottes?

-On ne voyait pas vos visages ni vos corps, le chirurgien a extrait le rein, de rouge il est devenu

gris, comme mort, il a été lavé, mis dans la glace, puis transporté dans la salle d'opération de Camille. Vingt minutes à peine. Là il a été installé sur le côté droit de son ventre, connecté avec l'artère et la veine préparées à cet effet, et à la même seconde, il est devenu rouge, rouge sang, vivant, c'était comme un miracle, une résurrection.

Emotion, mes larmes coulent, Camille pleure aussi et finalement ces hommes, reporters certainement aguerris, ont tous les yeux humides, je mesure l'impression forte qu'ils ont ressentie; on a aussi envie d'en rire, c'est simple, sincère et touchant.

La nuit arrive, et Camille a toujours des diarrhées épouvantables. Toute la nuit, elle court aux toilettes, j'ai peur, très peur pour elle, ils vont la tuer, avec leurs médicaments, je suis folle d'inquiétude. On ne songe même pas à dormir. On attend le jour, dans l'angoisse. La phrase du Dr V., il faut me la répéter comme une litanie, un pansement, une lueur. Mais si je restais plus longtemps, je demanderais de dormir seule, je ne peux plus supporter cette angoisse.

30 avril 2013

Jour anniversaire de Camille: 22 ans. Elle se sent un peu mieux. Je savais qu'on passerait le 30 à l'hôpital, je lui ai préparé son parfum préféré.

C'est ce matin que je m'en vais, Caroline ma chère fille a pris congé pour venir me chercher, et là, re télé, et les re reporters arrivent pour filmer mon départ, qui n'a pourtant rien d'extraordinaire. J'embrasse Camille, je sais qu'elle sera très entourée puisque c'est son anniversaire, nous quittons l'hôpital, Caroline est sûre d'elle et calme, elle m'emmène à M. chez ma meilleure amie Robyn, qui me dorlotera jusqu'à ce que je sois assez forte pour aller à Biot. Je n'ai pas le droit de porter plus de cinq kilos, le retour en France me tracasse un peu: faire les courses, me débarrasser des ordures ménagères et de la litière usagée de ma Minette, il faudra que je me débrouille. Les poubelles sont bien loin de ma maison. Pour l'instant, je suis chez Robyn et son mari Denis, on verra plus tard.

Nous sommes bien reçues, je suis affamée, la santé me revient comme une vague, c'est très rassurant. Robyn m'a préparé une chambre de rêve, fleurie, un lit parfait; comme j'ai de la chance de l'avoir! Je me sens un peu fragile, toujours le *sentiment d'être en verre, mais je suis gaie, je reprends contact avec les Biotois par téléphone, tout mon réseau d'amis me manque un peu.*

9 mai 2013

Camille, après encore une semaine passée à l'hôpital, va enfin mieux: on lui a supprimé les antibiotiques indispensables pour les premiers jours après l'opération, et ses problèmes incessants d'intestins sont presque résolus. On lui a changé aussi l'un de ses anti-rejets, et vraiment elle retrouve sa gaîté. Petite mine cependant, mais quelle fille courageuse! On sent qu'elle est décidée à entamer une nouvelle vie, qu'elle peut faire des projets, envisager une suite. Elle devra aller deux fois par semaine se faire contrôler à S., cela nous rassure. Elle y subira des examens divers, et le soir elle aura un coup de fil de l'hôpital de S. pour lui indiquer le plan de ses médicaments, qui pour le moment sont très nombreux. En plus, elle doit en prendre un à heure fixe, chaque jour.

Grosse discipline, mais elle s'y plie facilement, en plus elle sait parfaitement le nom de chacun de ses médicaments, le pourquoi et le comment, responsabilisation parfaite.

Avec Jean, qui va rentrer de son périple, nous correspondons par téléphone, je lui explique un peu les choses, mais ce n'est pas le même contact. Cette correspondance par mails me convient mieux; par écrit, je dis exactement les choses, j'ai le temps de peser chaque mot, notre amitié est très forte, un peu étrange, mais complètement lumineuse. Pour moi, c'est une respiration sur une autre planète, sans l'ombre d'une interférence.

12 mai 2013

Nous sortons un peu à M., Robyn et moi. Les nouvelles vont vite dans une petite ville. Tout le monde est au courant, et j'ai droit à des félicitations, courbettes et reconnaissance d'une foule de personnes, auxquelles je suis plus ou moins liée. Très étonnée de tout ce bruit autour de nous. Je revois aussi quelques amies dont j'avais un peu perdu le contact, temps printanier, des fleurs partout, les bourgeons des hêtres éclatent presque tous ensemble, le mai est sorti, quel festival de couleurs tendres, jointes au vert inimitable des feuilles nouvelles, je me régale de cette résurrection de la nature, en relation avec la nôtre, je parle de Camille et moi.

14 mai 2013

Demain, quelle belle journée ça va être! J'avais très envie de retourner chez moi mais peur d'y aller seule. Encore ce sentiment de "fragile comme du verre"! Robyn m'accompagne en voiture. Il fera beau, nous allons passer par le col de la Croix haute, tout sera magnifique, je me réjouis de faire ce trajet avec elle, ma meilleure amie, qui me comprend si bien... Et de retrouver ma vie là-bas, m'éloigner un peu du souci de Camille...

Elle, elle est gaie, très gaie même, bien qu'elle ait du mal à supporter son lourd traitement, encore de la fatigue; de toutes manières, elle est en congé jusqu'en août. Claude prend beaucoup sur elle, elle s'occupe de sa fille avec une constance sans défaut, et toute la famille continue à vivre, vivre normalement. On sent que les liens entre nous se sont resserrés, on se tient les coudes, les mains, les épaules, on fait tous face, avec néanmoins la peur que le mécanisme se coince tout à coup, le cœur en équilibre instable avec la respiration...

18 mai 2013

Notre périple a été comme un voyage initiatique. Plus nous descendions dans le sud, plus il y avait de fleurs, de verdure, un renouveau complètement en harmonie avec mon existence. L'espoir vert surgissait partout, une force de vie monumentale éclatait dans le moindre petit jardin, le plus petit buisson bouillonnait de feuilles nouvelles. Nous avons mangé dans un restaurant vieillot au bord de la route, en descendant le Col de la Croix Haute, il me semblait que je me retrouvais dans un temps ancien, révolu, au charme désuet, touchant.

J'ai retrouvé ma Minette, Dounia, qui a été bien soignée par des amis biotois. Ils se sont relayés pour ne pas la laisser seule, elle a bien supporté mon absence et m'a reçue en se jetant sur le dos, pattes en l'air, caresse-moi, caresse-moi, viens que je sente ton odeur, je t'aime, je t'ai attendue chaque jour, je te lèche de bonheur.

Robyn est un amour. Elle me soigne, me dorlote, fleurit ma terrasse, change la terre de mes plantes, elle a des mains d'elfe, tout se résout avec *elle d'un coup pouce appliqué au bon endroit, c'est émouvant.*

Bonnes nouvelles de Camille, on lui ajuste ses médicaments deux fois par semaine, c'est difficile pour elle mais jamais elle ne se plaint.

Retrouvailles joyeuses avec mes amis de Biot, on m'appelle de partout pour avoir des nouvelles, la solidarité n'est pas un mot en l'air. Très réconfortant, c'est une couronne d'amitié autour de moi et je flotte au milieu d'elle, comme une reine. Pas mauvais pour mon ego, tout ça! Bientôt un cou de cygne, la Mamimariz…

Robyn va repartir, elle passera par l'Italie, tout est organisé pour ma vie de convalescence, je me sens un peu plus forte, et surtout je suis très heureuse. Camille galère avec ses médicaments mais on lui dit que tout est normal, que ces difficultés font partie de l'après-greffe, patience patience, attendre, encore attendre. Elle prend les choses calmement, avec un courage surprenant. Elle a beaucoup mûri, elle accepte et gère son état presque gaîment, en confiance.

Biot, le 20 mai 2013

Bonjour cher Juan, merci pour ton message, oui, je vais bien, ou à peu près, encore de la fatigue, un grand sentiment de fragilité, il paraît que c'est normal, mais pour moi, tu me comprends, c'est complètement loin de ma manière de fonctionner!!!

Donc j'obéis à mon corps, je me couche, je reste sur mon estrade pas mal d'heures dans la journée, à téléviser, à rêvasser, à lire. Pas de sport autorisé, sauf la marche, et oui, j'y vais, je n'ai pas le feu sacré pour bouger, ni pour courir voir les copines, donc je suis souvent à la maison. Au Festival de Cannes, il ne faut même pas m'en parler, je n'ai pas eu le courage d'aller chercher mon badge qui m'attend toujours, je ne peux pas même imaginer de me retrouver dans ce monde et faire la queue parmi les foules. J'en suis à une autre page, tu me comprends? Pas le courage non plus d'aller au ciné à Valbonne, et pourtant ce n'est pas très loin. Je conduis ma petite Fiat, je suis très capable de marcher, mais je n'ai pas encore le feu, l'enthousiasme. Hier, j'ai retrouvé une amie sur la plage, il faisait très bon à midi, et j'ai pris un petit bain de soleil, cela m'a fait un immense plaisir. Mais bien sûr pas de baignade, on verra si que le chirurgien de l'hôpital de S. qui me verra lundi me donne le droit de nager, ou même de barboter. Il me semble que, malgré l'eau à 17 degrés, cela me ferait un bien infini, et me remettrait debout pour de bon.

Oui, je sais qu'en Suisse les grands froids reviennent avec la neige à 800 mètres, ici on a un mistral bien froid, mais sûrement pas aussi "pire" que chez vous.

Donc au 27 à 8 heures 40 à l'aéroport de Genève, lundi c'est tout de suite, je me réjouis beaucoup de te revoir, c'est très sympa de m'emmener à S. Tu ne peux imaginer comme les gens sont tous charmants avec moi, et m'aident de toutes les façons. Robyn mon amie est venue avec moi, on a fait le trajet en voiture, un très beau voyage par le col de La Croix Haute, mais le lendemain j'étais assez fatiguée. Elle est repartie mardi matin, après avoir mis l'ordre et la grâce sur ma terrasse, des fleurs partout, et avoir organisé mon autonomie dans la maison. Cela m'a fait bizarre de me retrouver tout à coup seule...

A bientôt Juan, c'est super de se voir lundi, je t'embrasse prends bien soin de toi, avec écharpe et chaussettes!

Maryse

Genève, le 25 mai 2013

Maryse,

Est-ce que tu vas bien ? Je te réceptionne toujours lundi prochain à 8 heures et quelques miettes à Cointrin ? Tu as de la chance, d'après la météo suisse il fera un temps potable le 27 mai; pour demain ils annoncent des giboulées.

Je me réjouis de te voir, ne cours pas trop à Cannes, bises

Jean

Biot, le 28 mai 2013

Muchas gracias, Juan, je suis enchantée de notre rencontre, c'était si sympa de se voir après tous ces ratés...

Et merci de m'avoir emmenée si gentiment au saint hôpital de S.!

Je m'y suis sentie chez moi et j'ai été reçue presque en fanfare, c'est incroyable comme comme tout le personnel et les chirurgiens sont charmants. Donc j'ai passé tous les tests, et j'ai les feux verts pour les bains de mer, pour la rando, pour la plongée itou itou... J'ai parlé longuement, on dirait que les gens n'ont du temps que pour toi, avec le grand chef de la coordination, le Dr V., auquel je mets sans hésiter une auréole en or, et il est ravi de la tournure que prend la santé de Camille, on voit seulement maintenant qu'ils ont eu en douce bien peur que ce rein de vieille ne vaille pas tripette!!!

Bref, je suis sortie de là bien regonflée, et j'ai retrouvé ma soeur au buffet de la gare, j'ai mangé avec elle et beaucoup bavardé, et hop, je suis rentrée, train et avion, puis ma petite Fiat que j'avais laissée le matin à l'aéroport de Nice, à 19 heure 28 j'étais dans les rues de Biot où j'ai rencontré Bernard qui buvait des coups avec un copain. Et non, je n'ai pas suivi le mouvement, on a juste parlé un peu, il a très bonne mine, il est tout content de sa croisière, mais a de la peine à se remettre au boulot, et je suis rentrée chez moi, fatiguée mais heureuse.

Voilà Juan, excuse-moi de ne pas t'avoir donné des nouvelles hier, je me suis endormie plus tôt que prévu.

Merci encore, j'embrasse Karine, je te souhaite bonne journée, et espère que la pluie en aura fini bientôt, vraiment on n'en peut plus de ce temps

Maryse

Genève, le 29 mai 2013

Hello Maryse,

Eh oui hier c'était une super journée. Un bel aperçu de ce qu'on nous vole un peu tous les jours. Le soir il faisait encore beau et les martinets rattrapaient le temps perdu en tournant comme des dingues et en criant le plus qu'ils pouvaient; trop bien.

Ce matin j'ai regardé les bulletins météo pour la semaine, ben c'est foutu, tant pis pour nous et tant mieux pour les nappes phréatiques.

Moi aussi j'adore nos rencontres éclairs, je t'embrasse Maryse et bons bains.

Jean

Biot, le 6 juin 2013, 6 heures du matin

Bonjour cher Juan,

Le temps passe à toute vitesse, et depuis que j'ai eu tous les feux verts à S., j'ai retrouvé pas mal d'énergie. Tout va bien, Camille aussi, elle va à l'hôpital de S. aujourd'hui pour un contrôle, mais je la trouve beaucoup plus énergique et gaie. Elle revit, et je croise les doigts...

Lundi, pour mon anniversaire, j'ai eu le plus beau cadeau: je suis allée aux îles avec une copine et j'ai plongé aux oursins; ça marche, j'en suis ravie, j'avais peur de ne pas avoir la force de donner un bon coup de rein pour descendre, puisque je plonge sans palmes. Quel bonheur de revoir ce spectacle, les petits poissons, les girelles qui te suivent dès que tu commences à décrocher les oursins, (elles mangent ce qui tombe de la table du riche...), les algues, les concrétions rouges, les étoiles de mer, les anémones de mer qui se balancent au gré de la vague, et bien sûr les oursins qui me tendent leurs épines!!! Je me sens chez moi, quel curieux sentiment pour une terrienne, de se trouver mieux sous l'eau que sur ses pieds! En plus, en sortant, avec un bon filet rempli d'oursins, en toute discrétion puisque c'est interdit, je revivais, non, le mot n'est pas trop fort, je me sentais en super forme, fragilité envolée, et une bonne force plein la tête et les membres, presque un sentiment d'invincibilité.

Dimanche on a fait une fête pour le retour de navigation de Bernard, pour mon retour à Biot et pour mes 76 ans. C'était génial, repas sur sa terrasse, joli gueuleton ma foi, un foie gras que j'avais préparé et qui était excellent, avec des poivrons à l'huile, une confiture d'oignons rouges, un délice, suivis des grillades de Bernard, d'un taboulé du tonnerre de dieu, et de la ronde des desserts. Vraiment, c'était une super fête et on s'est bien amusé. Le rein est donné, je peux vivre pour moi et boire un peu de vin, mais rapidement je suis saturée. Tant mieux pour ma santé… Je me sens en pleine forme, je vais me baigner, j'ai marché avec mon Club alpin, pour la première fois hier, et tout s'est bien passé. Encore une petite fatigue de temps à autre, mais Nadal est là avec son tennis de rêve pour me passer le temps lorsque je me repose sur mon estrade!!!

Tu vois, ça va on ne peut mieux, et je me réjouis de tout ça comme d'un cadeau incroyable. Et je ne perds pas espoir de vous voir un peu en août!

Et toi Juan, comment tu vas? Ton boulot? Karine est-elle partie? Non, il me semble qu'elle part autour du quinze, non?

Aïe, ça y est, on a les billets pour Tahiti, Marie-France les a pris, elle tient à s'occuper de tout, et je suis bien contente. On part le 13 septembre et on revient le 7 octobre, tu te rends compte? Je n'en peux plus de joie.

Et l'appartement est libre, si vous voulez venir vous occuper de la Minette, c'est bien volontiers.

Voilà Juan, je t'embrasse bon voyage à Karine, et j'espère que ça roule pour vous, maintenant qu'il fait du soleil

Les martinets crient déjà dans le ciel, c'est super

Maryse

Genève, le 17 juin 2013

Tu as tellement de bains à rattraper que tu es muette?

Hier je suis allé marcher, bien sûr j'ai oublié ma crème solaire et c'est moi qui suis "solaire" ce matin, si tu vois ce que je veux dire. Le beau temps est enfin là mais le lac est encore froid.

Karine est contente en Espagne, Marion lève un peu le pied et bonne nouvelle, son Jérôme a réussi ses examens de viticulteur; Stan, lui, est réengagé pour septembre dans son bureau d'architecte, 50 % boulot et 50 % école. C'est bien, il ne sera pas seul pour préparer ses examens.

Tu vois ça roule pour nous et j'espère que ça roule aussi pour toi. A l'occasion envoie-moi juste un OK! Ainsi je saurai que tu vas bien.

Bisous bisous

Jean

Biot, le 17 juin 2013

Ah! Cher Juan, j'attendais un mot de toi vu que j'ai répondu très rapidement à ton dernier e-mail, et voilà il est arrivé ce soir, merci et je suis très contente d'apprendre toutes ces nouvelles, sauf celle du coup de soleil!!!

Ici ça y est l'été est arrivé, Caroline la maman des jumeaux est venue avec une amie pour 4 jours, c'était sympa, nous sommes allées tous les jours à la mer, un coup au Cap d'Antibes, un coup dans l'Estérel, un coup à Juan les Pins, et elles étaient enchantées de leur séjour, elles sont parties cet après-midi. L'eau est baignable, je ne peux pas encore dire chaude... Mais les oursins étaient nombreux, on s'est régalées.

J'aurai pas mal de visites cette semaine, jeudi un dîner, vendredi un déjeuner, et samedi une amie de Paris pour 4 jours. Donc tu vois je suis en super santé, un peu de fatigue encore mais pas dramatique du tout. Et Camille va de mieux en mieux, elle n'a plus qu'un contrôle à S. par semaine, et elle pourra venir chez moi passer une semaine en juillet avec sa mère. Pourtant ils lui avaient interdit de partir à l'étranger pendant une année, mais vu que tout va si bien, les feux rouges passent au vert, quel pied! Tout ça est hyper gratifiant, je suis vraiment heureuse de voir les choses se dérouler si positivement.

Voilà, mon cher Juan, tu supportes ta solitude? Pas trop dur? Tant mieux si Karine va bien et apprécie son séjour. Et pour ton petit c'est génial, cette solution. Donc tout va bien dans le meilleur des mondes...

Je t'embrasse Juan, soigne ton coup de soleil, crème-toi, et n'en fais pas trop, lève un peu le pied, toi aussi, non?

Maryse

Juillet 2013

On croit que tout va bien et tout à coup, angoisse coup dur, Camille a dû refaire un petit séjour à l'hôpital de S., elle s'est sentie brusquement mal; on détecte un phénomène de rejet, tout le monde autour d'elle prie les saints, Dieu, le Diable, qui voudra, mais que tout rentre dans l'ordre! Au bout de quelques jours, on lui a changé ses médicaments, augmenté la cortisone momentanément, elle peut réintégrer la maison. Les médicaments sont ajustés plus qu'au milligramme, chaque cas est différent, et les médecins gèrent les problèmes avec un soin d'horloger. Beaucoup de soucis et de cheveux blancs pour nous tous, les proches de Camille, et pour elle, bien qu'elle ne laisse pas paraître grand-chose, ce doit être bien difficile. Mais chaque guerre fortifie notre sentiment de solidarité, et je remarque que les liens dans la famille se sont énormément resserrés. Les jours passent, chacun est une victoire, on croise les doigts et on fait confiance aux médecins. En même temps que l'été avance, la joie grandit, comme une plante qui pousse, avec une force de vie époustouflante. Camille me laisse coite, quel courage!

Les visites à l'hôpital de S. s'espacent pour Camille, ce ne sera plus que toutes les deux semaines. Elle va recommencer le travail bientôt. Victoire, on avance!

Genève, le premier juillet 2013

Salut

Attends, le 23 juillet…, c'est un mardi ! Alors moi je peux venir te voir à l'aéroport! Je n'ai rendez-vous avec personne mais Karine non, elle bosse tous les mardis, aïe. Mais bon je viens si ça me fait plaisir. Oui, ça me fait plaisir; donc je viens te chercher le 23 juillet à l'aéroport.

Hier et aujourd'hui encore il fait très beau on profite. On n'a pas encore essayé l'eau du lac mais ça ne va pas tarder; peut-être que le 23 on pourra se baigner? On admire aussi les martinets (il y en a plein ce matin) parce que je sais maintenant qu'ils ne restent pas tout l'été.

Tu as entendu comme moi à la radio que nous sommes épiés. Les Etats-Unis (encore eux) écoutent et enregistrent tout ce qui se passe sur le net et sur les téléphones portables. Remarque, on s'en doutait mais les pauvres, qu'est-ce qu'ils doivent s'ennuyer, je les imagine en train de lire mes messages, mon dieu quelle bêtise! Coucou les gars, courage j'arrive au bout.

Donc bises Maryse fais bien trempette et à bientôt.

Jean

Biot, le 1er juillet 2013

Oh! Super, Juan, ouiiiiiiiiiiiiiiiiiiii on ira se baigner, mais ce n'est pas la semaine prochaine, c'est dans quinze jours!

Que la chaleur arrive, avec le lac bien tiède, je suis ravie que tu sacrifies de ton temps pour qu'on puisse se voir.

Je sais que nous sommes espionnés de partout, carte de crédit, banque, téléphone, mais moi je ne vais pas m'énerver avec ça, je ne veux voir que le bon côté de ma vie, et tu sais pour ce que nous sommes intéressants, je crois que nous ne risquons pas grand-chose. Mais c'est sûr que si je commence à te parler de bombes et d'attentat, ça risque de chauffer, mais est-ce qu'on arriverait à faire peur même à une souris américaine avec nos petites gueules d'ange?

Allez à dans quinze jours, je me réjouis déjà.

Je t'embrasse

Maryse

Juillet 2013

L'été file entre les lunes, les étoiles et le soleil. L'eau est lisse, le matin, et si tiède, somptueuse! Sa soie glisse entre mes doigts, caresse mon corps en harmonie avec elle, je n'entends que ma respiration, régulière, rythmant mes gestes, j'avance très vite, presque sans mouvements, je suis allongée dans cette eau bénie, dans le bleu de la mer et du ciel. Ce sont les meilleurs jours de l'année, les martinets crient la chaleur, tournent dans le village comme des fous, c'est l'école: va à droite, non, à gauche, plus haut, plus bas, crient les parents aux petits qui ne les lâchent pas d'une aile, et suivent les cours sans aucune distraction. Ils volent en escadron, aucune lassitude ni faiblesse.

Très curieux ce qui se passe en moi. J'en parlerai à Jean

Genève, le 6 juillet 2013

Salut,

Très peu de martinets ce matin, il faut dire qu'ils s'en sont tellement donné hier soir qu'ils ont droit à un peu de repos. Trois jours qu'il fait beau on n'arrive pas à y croire c'est vraiment l'été. Ce week-end on teste l'eau du lac, promis.

Cette semaine j'ai rencontré Bernard, notre skipper préféré à la nautique, enfin croisé, plutôt. Pas beaucoup de temps le Bernard, pas le temps de rester, pas le temps de manger à midi, pas le temps de se voir, pas le temps... Vivement que je sois à la retraite, pour que moi aussi je n'aie plus le temps!!

En ce moment je bricole sur le Fortissimo, ça devient vraiment un gag ce bateau: je bouche, je bouche, et il y a toujours autant d'eau qui rentre à l'intérieur. C'est long et fastidieux surtout en bossant sur le lac et c'est surtout déprimant, comme disait je ne sais plus quel auteur: "J'ai l'impression de labourer la mer". Mais je passe de bonnes journées quand même. Comme toujours il suffit d'ouvrir les yeux.

Stan est parti hier avec des amis pour le Chili et aujourd'hui à Santiago il y pleut et il fait 7 degrés. Brrrr! Ils sont partis à trois, que l'amitié les réchauffe!

Non il n'y a vraiment pas beaucoup de martinets ce matin, mais ceux qui sont là ont mis le turbo je peux te le dire. J'imagine que ce sont les jeunes de cette année et que les parents leur ont laissé le ciel pour qu'ils s'entrainent. J'aime bien me raconter des histoires.

Je t'embrasse Maryse prends soin de toi.

Jean

Biot, le 7 juillet 2013

Bonjour Juan,

Merci pour ton mail, muchas gracias, tu ne me parles pas de Karine, elle a aimé son voyage? Elle s'est bien perfectionnée en espagnol?

Ici aussi l'été est vraiment là, un peu de temps orageux l'après-midi, mais le matin, j'ai retrouvé le vrai plaisir de nager en eau tiède et lisse, j'en profite un maximum... Les martinets? Il y en a plein en ce moment, hier ils volaient très haut dans le ciel, on ne les voyait presque pas, mais normalement le soir et le matin, ils sont hyper nombreux. Et tu le savais? Il paraît qu'ils dorment dans le ciel, j'adore cette pensée, dormir dans le ciel.

Bernard est revenu de Suisse vendredi, je l'ai vu hier, et je te comprends, il ne vient même plus nager, juste il prend le temps de boire un café le matin aux Arcades, et il va à sa maison. Par contre, le dimanche, il y reçoit les copains, toujours très généreusement, et tout le monde en profite. C'est sa petite vacance, et une raison je pense de travailler à sa maison. Aujourd'hui, je suis en train de préparer une ratatouille pour tous les invités.

Il y a quand même quelque chose de curieux qui s'est produit en moi, je me réjouissais d'être débarrassée de ce rein que je gardais comme un trésor, pour pouvoir vivre normalement, et refaire la fête de temps à autre. Curieusement, je n'ai aucunement l'envie de boire de l'alcool, un ou deux verres et j'ai assez, et je m'ennuie avec les invités, parce que je n'arrive pas à me mettre dans l'ambiance festive, dans le style "tout le monde il est beau tout le monde il est gentil"; je trouve leurs conversations un peu futiles, je sors du jeu et me prends à rêver solitairement. Bizarre, non? Pas trop bon pour la communication et le moral? Cela va sans doute passer, ou alors j'ai bien changé.

Et ça se décide, vos vacances? Vous partez quand, début août? Pour combien de temps?

Donc au 23 juillet à 9 heures, j'emmène mon maillot de bain, ce sera super. Je reprends mon petit-fils Loïc le soir, sa mère me l'amène à l'aéroport, il vient faire à Juan-les-Pins son baptême de plongée sous-marine, cadeau pour ses onze ans, et je retourne le même jour à Biot.

Je t'embrasse, toi aussi prends soin de toi et ne laisse pas l'humidité du Fortissimo te gagner... Bisous à Karine

Maryse

Biot, le 17 juillet 2013

Bonjour cher Juan,

Il me semble que je vous vois, chez vous, en train de manger en communion avec ces chers martinets qui parcourent le ciel en parlant à leurs petits ou à vous?

Ici aussi ils se sont multipliés, et avant-hier, j'en ai vus qui nourrissaient encore leurs petits, cela se fait avec une rapidité incroyable, ils frôlent à peine le toit, et retombent dans l'air pour reprendre leur élan. Magique. Ils passent entre les maisons en escadrons, repassent des dizaines de fois et brusquement montent tous ensemble dans le ciel, pour revenir tôt après. J'en profite, et je crains leur départ pour la fin juillet, cela va sonner le glas de l'été, si court, déjà qu'on nous a sucré tout un mois...

L'eau est très bonne, on se baigne tous les jours, tôt le matin, mais il n'y a pas souvent des eaux lisses et soyeuses, juste une petite brise qui fait frisoter la surface de la mer.

Claude et Camille sont reparties tout à l'heure, elles étaient enchantées de leur petite semaine, on a bougé et rebougé, elles étaient comme des abeilles un premier jour de printemps: les îles, l'Estérel, les oursins bien sûr, Camille excelle dans l'exercice, Cannes et les feux d'artifice du 14 juillet, Nice et le Vieux Nice, Antibes et le Cap d'Antibes, des bouffes par-ci des gueuletons par-là, j'en suis tout étourdie et presque en overdose. En tous cas ça va être régime jusqu'au 23, je n'en peux plus de faire la fête. Mais j'ai eu un plaisir fou à voir Camille si bien, et à S. ils n'en reviennent pas, c'est le meilleur cas de greffe qu'ils connaissent. On est très fières de nous. Je croise les doigts... pourvu que ça dure!

Voilà Juan, j'aurai plein de choses à te raconter, je me réjouis de te voir. Bien sûr, on ira se baigner s'il fait beau, et on évitera soigneusement les puces de canard!

Je t'embrasse, prends soin de toi, ne tombe pas du "Fortissimo".

Maryse

Fin juillet 2013

Juillet a passé comme un rêve, dans le soleil, la chaleur, les visites, mon petit-fils Loïc avec Caroline sa mère, plongée sous-marine. Mis à part que je ne sais jamais trop où on clique, où on visse, où on accroche le truc et le machin de l'attirail de plongée, où on gonfle, où on dégonfle, dès que je suis dans l'eau, tout se passe normalement, aucune crainte ni gêne, je me sens chez moi.

Là-dessus coup de tonnerre dans le ciel bleu, Camille est de nouveau à l'hôpital de S., son taux de créatinine est remonté brusquement. Traitement de cheval à la cortisone, biopsie aujourd'hui, on n'a pas encore les résultats mais les médecins pensent que c'est un "petit" signe de rejet, nous on est pleins d'angoisse, on prie tous les saints, Dieu, le Diable, tout ce qui hante notre conscient et notre inconscient. Les parents de Camille qui rentraient de Grèce cette nuit ont été bien surpris de trouver leur fille à l'hôpital. Et quelques jours plus tard, tout est arrangé, on pousse un grand soupir de soulagement et on essaie de récupérer les heures de sommeil perdues.

Le ciel est vide et bleu, silencieux, il fait une chaleur énorme, les martinets sont partis, hélas, il n'en reste plus que deux ou trois qui tournent très haut dans le ciel, comme Jean qui n'a pas pu partir en vacances. Sa femme Karine est partie toute seule, il essaiera de la suivre lorsqu'il aura terminé *son travail sur ce foutu Fortissimo, et qu'il aura consolé sa sœur qui vient de perdre son mari. Ah! Jean que j'aime tant, quel ami! Et quel charisme chez lui, toujours prêt à aider qui le lui demande, incapable de penser à lui d'abord! Je sens au ton de ses e-mails qu'il est exténué, mais peut-on vivre à la place des autres? Les conseils ne sont pas faits pour être suivis, tout le monde sait ça, personne ne le forcera à se reposer.*

Genève, le 5 septembre 2013

Hello Maryse,

Alors ? Prête pour Tahiti ? Tu as fait ton sac?

Ici on a des journées formidables. Il fait étonnement chaud et à l'atelier il y a encore plein d'hirondelles. Tu vois même les oiseaux profitent.

J'ai bien noté ton numéro de vol et je vous suivrai sur mon ordi, s'il le veut bien.

Hier c'était le Jeûne genevois et aujourd'hui je ne vois pas grand monde en bas depuis ma cuisine. Ils ont tous fait le pont; ce n'est pas aujourd'hui qu'on va casser les manches de marteau!!

En attendant les derniers échos de Tahiti je t'embrasse et continue comme ça, heureusement que Camille s'est remise rapidement.

Jean

Biot, le 7 septembre 2013

Bonjour Juan des hirondelles,

Merci pour le message, oui, je suis en pleins préparatifs pour partir, sac, ménage, carreaux, boulettes de viande pour Madame Dounia ma chatte, petits plats pour Robyn qui arrive mardi avec son mari, pour occuper l'appartement et tenir compagnie à ma Minette.

Je me baigne toujours, je suis même retournée marcher à la montagne mercredi, vue à 360 degrés sur les Alpes enfin sans neige, retrouvailles avec les copains et copines du Club Alpin, bref, et en plus bien sûr l'US Open de tennis pendant la nuit, tu vois le binz?

Et toi tu as acheté un petit chaudron en chocolat avec les légumes en massepain pour le jour du Jeûne? Enfin, Juan, tu es Genevois ou quoi? Ah! Excuse-moi, le coup du chaudron, c'est pour l'Escalade, en décembre, non?

Es-tu allé nager dans le Rhône? Aïe, ça me ferait vraiment envie.

Camille va très bien, son taux de créatinine a beaucoup baissé, c'est super pour elle.

A bientôt par mail entre Tahiti et Genève, c'est pratique, non?

Je t'embrasse, n'efface pas notre avion sur ton ordi avec une mauvaise manip, afin que nous ne tombions pas dans la mer...

Bisous à Karine

Maryse

Biot, le 11 octobre 2013

Les dieux, le diable, les esprits, qui a si bien répondu à nos prières? Camille va de mieux en mieux, elle travaille normalement, elle projette de se mettre en ménage avec son ami Mbala, ils ont trouvé un appartement, la vie normale quoi, c'est génial pour elle qui a vu s'effondrer tous ses projets en apprenant sa maladie et qui maintenant vit presque normalement, à part les médicaments obligatoires, et cela jusqu'à la fin de ses jours.

Je suis rentrée de Tahiti avec Marie-France, ma fille la plus proche de moi, puisqu'elle est célibataire et disponible, alors que les deux autres ont quelques chats à fouetter, mari et enfants, pas à fouetter, eux, mais à panser et penser, de jour comme de nuit, pleins de soucis en rapport et de joies merveilleuses aussi.

L'indolence de Tahiti, les copines retrouvées, des plongées ineffables avec les raies mantas, les requins, les milliers de poissons et les coraux-jardins des atolls des Tuamotu, j'ai les yeux pleins d'émerveillement et de couleurs. J'aimerais vivre sous l'eau, avec mes bulles comme compagnes, le doux bruit de ma respiration, le silence plein des petits grignotements des anatifes, la douceur ou la violence des couleurs, je me sens si bien là, en apesanteur, dans les bleus et les profondeurs. Ai-je été poisson dans une autre vie? Et ici, à Tahiti, on te prépare ta bouteille on te la visse, on te *l'accroche avec le gilet, on te la porte sur le bateau, tu n'as rien à faire qu'à te laisser tomber dans l'eau, et descendre, décompresser, descendre, décompresser, sentiment merveilleux, fascinant, qui ne ressemble à rien d'autre. Et à suivre le moniteur, bien sûr.*

J'ai aussi découvert l'émission sur le don du rein qui est sortie à la télé, je l'ai eue par internet à Tahiti. Très bonne émission pleine de sincérité, on remarque que chaque histoire de greffe est différente, et que toutes se ressemblent néanmoins, avec les hauts et les bas, les angoisses, les joies, le plaisir de donner et le bonheur de revivre pour les receveurs.

Oui, je suis rentrée de Tahiti, j'irai passer Noël en Suisse.

Biot, le 17 octobre 2013

Coucou Juan, amigo de Genève

Concernant Biot et mes baskets, c'est vrai que j'ai eu de la peine à les retrouver, j'étais sans cesse à Tahiti, à Fakarava, c'est dingue comme ces plongées et ces paysages me poursuivent. En fait, je suis allée passer carrément le week-end à Ste Marguerite, île de Lérins, avec Eve, une copine qui a un cabanon là, et Bernard. Bien sûr, dès l'arrivée à l'île on se met en route pour aller aux oursins, et c'est seulement lorsque j'ai été sous l'eau à cueillir les oursins, à me glisser dans les trous, que je suis revenue ici pour de bon. Retrouvé le plaisir du pays, du soleil, de toutes les possibilités que nous avons ici, et vraiment je ne suis pas à plaindre. Je suis retournée marcher avec le club, hier nous avons eu une journée splendide, c'était génial et magnifique. Les feuilles commencent à jaunir, pas de champignons, au moins où nous étions, mais ce week-end, je vais à la Brigue, près de la frontière italienne, avec une fille qui m'a invitée dans la maison qu'elle possède là-bas, et on verra ce qu'on trouve.

Voilà, tu vois, je reprends du poil de la bête. Et comme je sais que Camille se porte très bien, je croise les doigts pour que ça dure.

A bientôt Juan, je pense qu'on pourra se voir lors de mon passage en Suisse, mais je ne me suis pas encore organisée.

Je prépare mes laines pour le Nord, ah glagla...

Embrasse Karine, je t'embrasse aussi, prenez bien soin de vous

Maryse

Novembre 2013

Je suis allée en Suisse, fêter les 50 ans de Marie-France, et les 55 ans de Claude, aïe, ça me fait bien vieille tout ça, mais la fête était magnifique, j'ai participé aux préparatifs, c'était une très belle cérémonie, avec plein d'invités, de rires et de plaisir. Retour à Biot, les semaines passent à toute vitesse, tout continue à se passer normalement, les soucis s'estompent, on a toujours une petite peur derrière la tête, peur que la maladie de Camille, dite de Berger, se greffe sur son nouveau rein, (quand je dis nouveau, je devrais dire vieux, ce serait plus approprié!).

Mars 2014

Noël a passé, les liens de la famille sont toujours plus resserrés, plus de tendresse, d'écoute, et déjà les mimosas fleurissent, soleil jailli de terre, premier signe du printemps, avec les amandiers qui leur succèdent, puis les prunus; tous les buissons se déguisent en mariées, la terre ressuscite, il me semble entendre la sève pousser les feuilles, les fleurs, c'est un bouquet continuel.

La belle saison est devant, plus trop de soucis concernant Camille, tous les médecins qui l'auscultent sont satisfaits, je respire de mieux en mieux, elle aussi bien sûr, elle reprend confiance dans sa santé, et toute la famille la suit dans ce bonheur. En avril, il y aura pour moi le premier contrôle à l'hôpital de S., statistiques concernant la santé des donneurs. Je serai examinée chaque année. Consciencieux, les Suisses…

Genève, le 13 avril 2014

Salut Maryse,

Tu vas me détester mais tant pis je te le dis quand même, on a été voisins pendant dix jours. Je viens juste de rentrer d'Italie où j'ai travaillé à Porto Arigai, à quelques kilomètres d'Imperia qui est juste à une centaine de km. de Cannes. C'est bête mais je l'ai su au dernier moment (au début on m'a parlé de La Spezia) et puis au fur et à mesure on m'a donné tellement de travail que je n'ai pas eu une minute à moi. C'est un copain qui m'a demandé de descendre avec Tim son ouvrier en me promettant qu'on serait totalement pris en charge et qu'on serait traités comme des coqs en pâte. Résultat, on nous a vaguement loué une chambre d'hôtel pour les deux, pour la bouffe on a dû se débrouiller et tous les jours le propriétaire ou mon copain nous téléphonait pour rallonger la liste de boulot et au final c'est moi qui ai dû avancer pour payer l'hôtel et le voyage de retour, pour des raisons de difficultés à joindre les Italiens et des ah! j'ai oublié de vous laisser la carte de crédit du chantier et bla bla bla! Heureusement Tim est très sympa, tout le contraire d'un rouleur de mécanique et on s'est bien entendus. J'espère maintenant que pour la paie ils seront à la hauteur. A part ça j'ai trouvé la région magnifique, j'ai adoré les maisons avec chacune son petit jardin et les Italiens m'ont fait beaucoup rire avec leurs ciaos, leur frime et leur bonne humeur. Maintenant je suis de retour, très fatigué, très en retard et prêt à te voir le 2 mai.

Pour le reste Marion est quelque part aux Antilles, Stan le pauvre flippe beaucoup pour son dernier examen et je ne sais pas trop quoi faire pour l'aider, j'aimerais tellement qu'il ait son diplôme. Karine, je l'ai aperçue tout à l'heure, ça a l'air d'aller pas trop mal.

En attendant de te voir, je t'envoie quelques photos

Bises

Jean

Biot, le 15 avril 2014

Ah! Juan, le lâcheur...

Quoi, tu étais tout près d'Imperia et tu n'as rien dit? Et même pas pris un jour au retour pour passer me voir avec ton copain? Qu'est-ce que ça aurait changé à ta vie de bientôt 57 années, à part un peu de plaisir pour tous? Ou alors, je serais venue avec le pique-nique et on l'aurait pris sur le pont du bateau, en teck, le pont, c'est pas un rigolo ton employeur! J'espère qu'il n'a pas la mémoire trop courte pour ton salaire! Et pour te rembourser l'hôtel minable. Vraiment, quel manque d'élégance!

Enfin bref, on débattra le 2 mai à ce sujet!!!

Ici non plus, pas d'hirondelles ni de martinets, mais Christine ma copine me dit qu'hier elle les a entendus... à suivre! Je trouve aussi qu'ils ont beaucoup de retard cette année, bien qu'il ne fasse pas de froid ni de gelées, c'est bizarre.

Pollution? Manque de bouffe par ici, pas assez d'insectes pour les oiseaux?

Je me tiens les pouces pour ton fils et ses examens, c'est tout ce que je peux faire hélas.

Ici ça va, à part que je suis complètement démotivée pour les cours d'espagnol, je me demande si je ne vais pas arrêter. Trop de bruit en classe, des sujets de politique dont je me fous complètement, etc.

Je me stresse un peu pour partir en Suisse, parce que ma Minette va toujours plus doucement, je ne sais pas si elle vivra encore bien longtemps, et s'il faut que je l'aide à quitter ce monde de mal aux jambes et de ne plus pouvoir sauter et marcher comme elle veut, et d'être toujours plus difficile pour manger. Cela m'inquiète beaucoup, et je suis tiraillée entre la laisser vivre mal et faire abréger sa vie de petite vieille percluse de rhumatismes. Beau temps, je vais de temps en temps à la mer qui est encore bien froide.

A bientôt Juan le super lâcheur, mais je vois sur les photos que tu as l'air bien occupé, la tête à peine hors de l'eau, pardon, du boulot! Il n'est pas là pour rigoler, le Juan, lui il bosse! Très bien les photos, recycle-toi, c'est moins fatigant pour le dos!

Je t'embrasse quand même, bien que bien que...

Allez, au 2 mai, un gros bisou à Karine

Maryse

Biot, le 3 mai 2014

Juan, amigo

Ouf ouf ouf, ils sont là ce matin, les martinets, ils crient et se poursuivent, comme je suis heureuse de les revoir aussi chez moi! Ils ne sont pas encore très nombreux, je pense que les femelles couvent, ou pondent. Tout va bien, Bernard aussi, il était là à l'heure à l'aéroport et on a encore bien mangé hier soir. Résultats de mes analyses: normaux. Trop de créatinine mais il paraît que dans mon cas c'est normal. Donc tout va bien, j'ai retrouvé ma Minette et mon appart nickel, et le plaisir de l'habiter.

Quelle bonne journée hier avec toi, les martinets, les arbres si magiques, et nos chères conversations à bâtons rompus, qui me font tant de bien, un véritable échange, merci pour toutes tes qualités.

Gros bisous à Karine, toi je t'embrasse et te dis merci encore pour ton amitié qui m'est si précieuse.

Maryse

Fin mai 2014
Buenas Juan, como estas?

Il me semble qu'il y a de nombreuses semaines que nous n'avons pas communiqué, je rêve?

Peu de temps après mon retour à Biot, j'ai enchaîné avec le festival de Cannes, tous les jours au cinéma, à raison de trois films par jour, et je t'assure, au bout des 10 jours, j'avais les yeux carrés, mais la tête pleine d'images de tous pays, de façons de vivre et de ressentir, de colères et de bonheurs, je suis très contente de mes choix, peu de navets, et j'ai fait le festival avec une amie très sympa, Andréa.

Là-dessus, arrivée d'un couple suisse, âgé de 80 ans, et je te jure, ce n'est plus de leur âge d'être dans le village. C'était le "t'as-mal-où" sempiternel, des plaintes, des éternelles remarques sur j'aime le café chaud et moi non, je l'aime tiède, non pas vraiment tiède mais pas chaud non plus, attends je te réchauffe l'eau pour la 2e tasse, et non, je ne veux plus me baigner, c'est fini aujourd'hui, j'ai mal à la fesse et au pied, et un peu mal au ventre, non je ne veux pas manger beaucoup ce soir, et finalement si, cela me fait envie, et je ne vais pas digérer cette nuit, je dormirai mal, oui, j'ai mal dormi, trop mangé hier soir, etc., je pourrais t'en remplir des pages. Toute la journée elle lui dit fais ci fais ça, et ce sont des discussions à n'en plus finir, je t'assure, ils m'ont gonflée, je suis contente qu'ils aient tourné les talons. Je suis épuisée.

Le souci quant à Camille s'estompe, j'ai confiance, elle va très bien. Je reprends une existence "normale", avec de petits soucis quotidiens, que l'état de Camille balayait. Toute ma vie disparaissait derrière la montagne de soucis: supportera-t-elle sa greffe? Calme, tout est normal. J'ai l'impression de glisser sans bruit.

Et le petit, il passe toujours ses examens ou il a terminé? Angoisse toujours ou soulagement, ou quoi d'autre? Je me réjouis d'avoir de vos nouvelles. Et toi, toujours à la course pour le boulot?

Que fais-tu en ce moment?

Et Karine, ça va?

Je crois que vous avez eu pas mal de pluie, alors que pour nous ça va l'été s'y met doucement, l'eau se réchauffe avec peine, beaucoup de vent, les martinets et hirondelles tournent pour mon plus grand plaisir. Ma Minette va mal, elle marche avec beaucoup de peine malgré les piqûres de cortisone. Je me suis donné jusqu'à lundi pour prendre une décision, je crois qu'elle souffre trop, j'ai mal et de la peine pour elle. Courage...

Voilà, donne-moi des nouvelles please, je t'embrasse, prends soin de toi, Karine aussi, bisous à elle

Maryse

Genève, le 2 juin 2014

Salut Maryse,

Eh! Non, tu n'as pas rêvé, ça fait un bail qu'on n'a pas communiqué. Il faut dire que tu as l'air très débordée, et nous, en prime, nos amis de Swisscom ont réussi à nous couper le téléphone et internet pendant cinq jours.

L'été arrive doucement mais c'est agréable. Par contre, les échafaudages que nous avons devant la maison m'empêchent de voir et de photographier les martinets...

Côté travail j'ai devant moi quinze jours un peu moins chargés. Karine passe beaucoup de temps à l'atelier, elle s'est fait un coin dans mon armoire où elle a accumulé tout son matériel "farniente": hamac, tongues, jupe légère, vaisselle, en plus elle s'est débrouillée pour avoir Internet sur sa tablette, une vraie pro je te dis. On est parfois très décalés, moi dans ma poussière et mon stress, elle dans son hamac, mais c'est bon d'être ensemble.

Stan est à Fribourg, pas de nouvelles, il travaille, isolé volontairement. Marion attend sa subvention pour partir faire sa recherche à Barcelone, pour l'instant elle prend du bon temps tout en organisant son départ et ses arrières mine de rien. Elle habitera Sitges.

Tu sais à peu près tout Maryse, je suis désolé pour ta minette, et j'imagine que la décision n'est pas facile à prendre. Bien entendu dans ces cas-là on est tout seul!

Je t'embrasse prends soin de toi et ta décision sera la bonne.

Jean

Début juillet 2014

Les fleurs! On a marché hier au-dessus de Beuil, on était dans un bois de mélèzes, un vert tout neuf, frais, avec des millions de boutons d'or, de trolls, d'orchidées roses, de pensées sauvages, de myosotis, c'était comme au paradis, des couleurs d'une intensité incroyable.

Oursins en mer avec des amis, repas agréables, invitations. Ma chatte va mieux, soignée aux Carbo levure, comme pour les adultes, elle mange, elle passe encore sa chatière, elle grimpe sur mon estrade, par contre plus de contrôle de ses besoins, mais je ne peux pas abréger sa vie, c'est impossible.

L'été passe, la mer est douce, à part des ennuis d'intestins, tout va bien, je ferai des examens, Camille, au dernier contrôle, a même reçu, alors que les médecins lui interdisaient la procréation pendant trois ans, le droit de faire un enfant si le cœur lui en disait. Elle dit vouloir encore attendre un peu, pas trop longtemps. Elle estime que si la greffe tient une quinzaine d'années et qu'ensuite il faudra trouver un autre rein, il vaut mieux ne pas trop attendre.

Etonnant, comme elle programme sa vie, et tout cela gaîment, sans trop se prendre la tête, mais avec clairvoyance, en parallèle avec son mûrissement. Je suis très admirative.

Les martinets passent en rangs serrés, en criant leur bonheur autour de la maison, ils cousent et recousent le ciel, été, été, été!

Jean m'annonce que Marion a trouvé un appartement à Sitges, près de Barcelone. Souvenirs: il y a très longtemps, nous étions partis, mon mari les enfants et moi, pendant les vacances de printemps à Sète, et il y pleuvait depuis deux jours. On s'est dit: "Allez, on part en Espagne, on ne s'arrêtera que lorsque nous trouverons le soleil. Nous nous sommes arrêtés à Sitges, pleine de lumière dorée ah! le bonheur, les tapas, la vie espagnole. Je nous vois encore tous installés en bord de mer dans un bar, à déguster des anchois, des olives, des tortillas, bienheureux que nous étions!

Genève, le 21 juillet 2014

Salut

Es-tu malade? Overbookée? Ou est-ce l'humeur?

C'est vrai que c'est triste la pluie sur l'été et en ce moment ça n'arrête pas! Cela n'a pas empêché Marion de nous emmener samedi dernier se baigner dans le Rhône (tu sais où on s'était promené l'année dernière) l'eau était très bonne et le courant plutôt fort d'après Marion qui y va souvent; on n'a pas essayé de traverser de peur de rater la dernière échelle pour sortir.

Marion se prépare à quitter son appartement. Après sa super réussite, Stan est parti en vacances. On n'a pas beaucoup de nouvelles, je sais qu'il est parti une semaine à Marseille et qu'il est bien rentré c'est tout.

Karine se réjouit beaucoup de ses vacances.

Moi c'est le mauvais temps qui me fait enrager. Changer des hublots sous la pluie ce n'est pas un bon plan, ça traîne et ça prend la tête. Maintenant je ne sais pas comment expliquer au client suivant que je n'ai pas encore commencé son bateau, je vais encore passer pour…

Bises

Jean

Biot, le 22 juillet 2014

Bonjour cher Juan,

Comment? Mais il me semble que j'ai été la dernière à t'écrire et moi de mon côté, j'attendais de tes nouvelles… Cela aurait pu durer encore un moment comme ça!

Merci dans tous les cas pour ton message, j'y réponds tout de suite!

C'est vrai j'ai été très peu bien: la gastro, analyses variées, finalement on croyait à une colite, médicaments inefficaces, puis cystite, analyse d'urine, et voilà, le microbe a été détecté, on passe à des antibios plus forts, et comme j'y suis depuis hier on ne peut encore pas dire que tout vient de là, la gastro comme la cystite. On verra comment ça évolue. Donc c'est vrai je ne suis pas trop dans mon assiette, mais je fonctionne quand même, mon petit-fils Loïc, 12 ans, est arrivé hier, et les cours de plongée commencent cet après-midi. Je suis heureuse, tous mes petits-enfants auront leur premier niveau de plongée, j'en suis très fière.

Je pense bien à toi et tes soucis de bateau, avec cette pluie, ce n'est pas du gâteau, et je vous souhaite bonnes vacances quand même, tu pourras partir dans les temps?

Très mauvaise nouvelle, depuis ce matin les martinets ont disparu, la vacuité et le silence du ciel sont si tristes! Mais je pense qu'ils n'ont plus rien à manger, on n'a pratiquement pas de moustiques ni d'insectes. Effrayant.

Voilà Juan, bonnes vacances, je vous embrasse et vous souhaite à tous un mois d'août, bien ensoleillé, meilleur que juillet!

Maryse

Biot, le 9 octobre 2014

Buenas amigo Juan,

Merci pour ton mail, j'ai été un peu chargée tous ces jours, tu sais que mes petites-filles arrivaient, et je te dis, c'était magique.

Camille, avec son rein greffé, est une nouvelle Camille: énergie, envie de plonger, de voir du pays, entente parfaite avec sa sœur, j'ai été complètement séduite par leur charme.

D'abord, je me faisais un peu de souci pour les plongées prévues, j'avais aussi un peu peur pour les filles qui n'avaient pas pratiqué depuis 4 ans. Tout s'est super bien passé, elles plongent comme des chefs, très stables dans l'eau, très calmes. J'ai été heureuse de me retrouver dans ce monde si tranquille, où tu es en apesanteur totale, c'est très reposant. Bon, les plongées, à côté des Tuamotu, c'est très ordinaire, mais on ne peut pas demander l'impossible.

Donc, avec les filles on a plongé deux jours, on est allées au restau, on a marché, on a beaucoup nagé et pique-niqué au bord de la mer, et elles étaient enchantées. En réalité j'ai fait leur connaissance. Elles sont très différentes lorsque les parents sont absents, et nous étions toutes les trois détendues, ouvertes.

Nous nous sommes quittées enchantées les unes des autres, après quatre jours de vrai bonheur, très intime. On ne pense même plus à cette histoire de rein, c'est passé, digéré, enregistré, on va de l'avant.

Alors, je pense que tu as des nouvelles de Barcelone? Karine doit être rentrée avec plein de choses à raconter. Et pour ton petit c'est génial, il a retrouvé du boulot dans un bureau d'architecte, quelle réussite, et il va prendre confiance en lui, et qui sait s'ils ne vont pas l'engager en CDI... Ce serait vraiment le pied du pied.

Aïe aïe, j'en ai écrit encore un de roman!!!

Donc je m'arrête, bisous à Karine, je t'embrasse et te souhaite un automne agréable. Ici ce sera bientôt les champignons, j'en ai l'eau à la bouche. Prends soin de toi et va chez l'ostéo, please...

Maryse

Octobre 2014

Les semaines coulent, après ces presque deux années d'émotions, de peur pour Camille, les hésitations des médecins, oui, on prendra votre rein, non, trop âgée, oui, tout de même, on va vous choisir comme donneuse, non, il faut trouver un rein plus jeune, finalement, d'accord, vous êtes la seule compatible... J'ai été bousculée, motivée, j'ai dû accepter, renoncer à donner, me remotiver, être sans cesse dans l'expectative... Maintenant tout le monde a repris confiance, on pense à aujourd'hui, tout va au-delà de nos espérances, et demain, oui, la maladie peut se regreffer sur le nouveau rein, oui, il ne durera pas éternellement, mais on apprend à vivre le moment, à l'apprécier infiniment, et à laisser la peur du lendemain loin de nous.

C'est une très grande réussite. Comme les jours qui se suivent, doucement, sans heurts, sans chocs, comme du sable écoulé de la main me sont précieux, et même mes ennuis d'intestins perpétuels me semblent une bien petite chose. Les médecins spécialistes ne trouvent rien d'anormal, j'ai découvert une tisane qui me régularise, liée avec la terre d'argile, que je prends chaque jour, comme une potion magique, tout a l'air de rentrer dans l'ordre, si j'évite les grosses émotions ou contrariétés, qui me remettent le problème devant le nez!

Nous allons fêter Noël en famille en Suisse, un peu plus tôt que d'ordinaire, le 14 décembre, puisque ma fille Marie-France, la chère navigatrice, part le 18 rejoindre son tourdumondiste Jean-Marie en Nouvelle Zélande. Ah! La veinarde, je trouve qu'elle mène sa vie avec un brio extraordinaire.

Noël: après avoir renoncé, au décès de mon mari, à le fêter en famille, je me suis remise petit à petit à apprécier cette rencontre avec enfants, petits-enfants et amis, toute une joie dont je ne me priverai plus. La roue de la vie tourne, de vermisseau on devient chrysalide, puis insecte magique, avec de vraies ailes pour s'envoler. J'aime tous ces bouleversements, et que la vie serait ennuyeuse sans eux!

Genève, 14 octobre 2014

Salut Maryse la plongeuse,

Bien sûr que tu peux venir chez nous le 8 décembre, ce sera très chouette. Ta petite-fille a raison tu devrais te mettre à l'écriture. Ma soeur Maïté de Montpellier écrit aussi très bien et je l'encourage... Mais elle est aussi résistante qu'un mec qui doit aller chez le toubib hi hi! Pour info moi ce n'est pas un ostéo qu'il me faut mais un chirurgien, ça fait encore plus peur!
Pour le reste on va tous bien, c'est un vrai

bonheur de voir ses enfants se lancer dans la vie, ils ont l'air content; c'est cool Maryse.

Excuse-moi mais j'ai encore des lacunes sur votre généalogie! Camille c'est la fille de Claude ta fille aînée, c'est la plus jeune et c'est elle qui a reçu ton rein, et celle qui était là aussi c'est l'aînée c'est ça? Je ne me souviens plus comment elle s'appelle, merci de m'éclairer.

Bises

Jean

Biot, le 17 octobre 2014

Bonjour amigo Juan,

Merci pour ton mail, et votre future hospitalité, j'apprécie beaucoup, et on aura l'occasion de parler tout notre soul, ce sera génial.

Je vois d'ici les parents Peyrou se réjouir de voir leur progéniture sur les rails, et contente en plus, et pleine d'espoir, c'est vrai que c'est comme un couronnement de tout ce qu'ils ont fait pour elle. Ouf!!!

Pour ma généalogie, bien sûr, ce sont les deux filles de Claude ma fille aînée, Coline l'aînée qui est kiné, 26 ans, et Camille la cadette, celle qui a reçu mon rein, qui s'occupe d'handicapés dans une maison spécialisée à Bienne.

Pour l'écriture, tu sais, j'ai beaucoup de peine à m'y mettre, il y a longtemps que cela me court dans l'esprit, mais je suis si peu tournée vers le passé que cela m'est un peu difficile. Et plus j'attends, plus les souvenirs et les émotions fortes se calment, s'estompent. En fait je crois que je suis beaucoup plus tournée vers l'avenir, bien qu'il se raccourcisse de jour en jour!

On verra si l'hiver est pluvieux et ennuyeux, je m'y mettrai peut-être. Tu sais je pense toujours à cet écrivain, je ne sais plus lequel, qui répondait à un jeune qui lui demandait des conseils, s'il devait continuer d'écrire, et qui a répondu: "Si vous pouvez vous retenir d'écrire, si ce n'est pas impérieux, c'est qu'il faut faire autre chose." Et moi, vois-tu, je peux très bien faire autre chose, et de plus en plus facilement.

Je suis en partance pour les champignons, à Canaux, avec Bernard et une amie qui s'appelle Mimi. Le pique-nique est préparé, et je vais me mettre en route. Je suis contente, Bernard prend sa voiture, cela me plaît bien.

Avant-hier, j'ai été à la mer avec Audrey dans l'Estérel, c'était le paradis. .

Allez, je t'embrasse, Karine aussi bien sûr, et à bientôt.

Maryse

Début Novembre 2014

J'ai dû faire euthanasier ma chatte. Ma Dounia, presque 19 ans, Je pense toujours à elle,

elle me manque, mais il m'arrive de temps en temps de parcourir mon appartement sans la chercher, avant c'était un vrai réflexe, chaque geste que je faisais me rappelait que non, pas besoin de laisser cette chaise vide pour le chat, non, tu peux fermer la porte de la salle de bain, plus de litière là-dedans, non, tu peux te lever la nuit sans contrôler si elle a encore à manger, qu'elle est bien quelque part, à dormir tranquillement, et chaque pensée la faisait mourir une fois de plus. Cela va mieux.

Les mails que j'échange avec Amélie Plume sont toujours charmants, j'irai la voir en arrivant à Genève le 8 novembre.

Je me suis beaucoup occupée ces dernières semaines, j'étais si triste, champignons en quantité, j'ai recommencé la natation en piscine, le yoga, les petits repas entre amis. Je purge mon esprit de ce manque obsédant.

Les jours raccourcissent impitoyablement, je me réjouis d'être au bout de la pente descendante, lorsque décembre est passé, la vie me paraît plus facile, on va vers les beaux jours, le soleil, la lumière.

Camille va très bien, ses contrôles sont toujours excellents, elle va à S. chaque mois, cette histoire est passée dans la vie quotidienne, les soucis constants s'effacent, la confiance s'installe, on croise les doigts, ce n'est plus une pensée lancinante.

Décembre 2014

En famille, pour fêter Noël, tout le monde était présent, mes trois filles, les conjoints, les petits-enfants, quand je dis petits, ils sont presque tous plus grands que moi. Je suis heureuse de les voir grandir, équilibrés, gais, avec leurs préoccupations particulières, déjà sur le chemin de leur avenir.

Camille nous a donné, à Marie-France, Caroline et moi, un petit paquet bien emballé:

-Ouvrez-le en même temps, c'est une surprise.

On se regarde, très intrigués, je ne devine absolument pas le contenu de ce cadeau, petit, tendre au toucher: un foulard, des gants?

Les larmes giclent hors de mes yeux, l'émotion me coupe la parole, je regarde, j'y crois à peine, une vague me noie, non, ce n'est pas possible, c'est vrai?

Nous avons tous le même objet: une petite grenouillère, premier vêtement de bébé.

-Camille, tu es enceinte? Mais depuis quand, c'est pour quand, tu es bien, tout se passe normalement?

Camille enceinte, un enfant, c'était son désir le plus important lorsque sa maladie a été découverte.

-Je sais Maryse, que sans toi ce bébé n'existerait pas, je te dois sa vie. Ce sera pour mai ou début juin, en principe le 16 juin, mais comme je prends pas mal de médicaments anti-rejets et de la cortisone, il est possible que le liquide amniotique diminue et qu'on soit obligé de me prendre le bébé avant.

-C'est un garçon, une fille?

-On ne le sait pas encore. Tout le monde prend des paris, pour ma part, je souhaite une fille à Camille. Si heureuse, à l'usage, d'avoir eu trois filles, qui maintenant me soutiennent, s'occupent de moi, alors que les garçons, en principe, partent plus souvent dans la famille de leur femme. La filiation se fait par les femmes, quoi qu'on en dise. Mes filles ont tenu, lors de la naissance de leurs enfants, à ce que le lien soit très fort entre eux et moi. Et nous avons été de ce fait solidement liées. Même Marie-France qui n'a pas d'enfant tient à notre relation, nous sommes comme des amies, très proches. Mais je parierais plutôt pour un garçon.

Genève, le 14 février 2015

Très chouette Barcelone. Marion et son ami Jérôme sont très bien installés à Sitges, ils se sont occupés de moi, on a passé une partie du week-end à se balader au bord de la mer.

Je me suis remis au travail, je suis en train de fabriquer un plancher pour un bateau.

Et toi, comme les deux Barcelonais, tu attends le chaud? En écrivant tu as fait fondre ton clavier ou tu cogites encore pour écrire cette histoire de reins? Oui, tu peux employer comme tu veux nos échanges épistolaires, il n'y a pas de secret, tu as eu raison de conserver tous ces mails, maintenant cela te fait comme un journal et tu peux revivre toutes les émotions du moment. Ne travaille pas trop quand même.

Je t'embrasse

Jean

Biot, le 17 février 2015

Juan, mon cher ami,

Merci pour toutes ces nouvelles, j'ai eu ma fille Claude et mon gendre quelques jours, nous étions souvent à parler de Camille, de son ami Mbala, du mariage qui aura lieu en avril, de la naissance future, des résultats d'analyses régulières toujours très positifs. Le rein a grandi, rajeuni, elle a moins de créatine que moi, c'est très étonnant. Moi qui suis pour les produits et thérapies naturels, contre les médicaments, je dois avouer que dans ce cas, la médecine et la chirurgie ont fait des miracles. Nous avons été aux îles, nous balader dans le vieux Nice, ils ont eu le soleil qui leur a manqué cet hiver en Suisse.

Pendant ce temps les semaines passent, traînassent, s'étirent, dans l'attente de tous ces événements, dans un bonheur un peu anxieux toujours, mais très positif.

Juan, nous nous verrons lorsque je viendrai assister à ce mariage. Mbala est Angolais, il est l'aîné de quatre enfants, sa mère veuve est très courageuse. Camille se réjouit d'accoucher:

-Je me vois bien avec un petit bronzé, ce sera super.

On sait maintenant que naîtra une fille. Très satisfaite la future arrière-grand-mère! J'ai tricoté comme une folle, couverture, doudou-guignol, chaussons, gants, bonnet, pantalons, casaque, je n'avais plus tricoté depuis plus de cinquante ans, et tout est revenu dans mes doigts, j'ai inventé de très jolis modèles, et en plus, moi qui détestais cette activité, j'y ai pris un plaisir passionné. Motivation, que ne nous ferais-tu pas accomplir...

Je vais commencer à écrire cette histoire. Les jours rallongent, on le remarque nettement, les oiseaux chantent. Ah! Bientôt les martinets et les hirondelles!

Je vous embrasse

Maryse

Mars 2015

Un enfant de Camille greffée naîtra bientôt. Et j'ai du mal à patienter. Les jours défilent, aucun problème médical, tous se passe si bien que Camille pourra même accoucher, non à S. comme c'était prévu au départ, pour pallier les éventuels problèmes, mais à Delémont où ils vivent. Les rendez-vous sont pris, tout est prêt, Camille me montre par skype les préparatifs pour le futur bébé. Le bonheur tourne autour de nous comme une ronde, cela m'étourdit un peu, parfois je prends peur qu'il ne dure pas. Confiance, il faut avoir confiance.

Biot, le 3 mai 2015

Un mariage très réussi. Les deux familles et amis réunis, nous étions plus de cent personnes. Camille en robe blanche, lumineuse, son ventre bien arrondi, en attente du petit miracle aux côtés de son mari, fier et content d'arborer son costume et sa joie. Le bonheur continue d'exister autour des mariés, des familles, tout leur réussit en ce moment, pas de fausse note ni d'amertume. Heureux, oui, en confiance.

De retour à Biot, j'ai finalement pris mon billet d'avion pour le 29 mai. Pas de retour, tout dépendra de la naissance, quand ce bébé décidera de naître. Pour l'instant tout va on ne peut mieux.

Biot, le 29 mai 2015
4 heures du matin

-Maman?
Mon cœur cliquette, s'emballe, quel est ce coup de téléphone aussi tôt le matin?
-Tu es arrière-grand-mère! Maëva est née. Tout est parfait, 2,780 gr., 47 centimètres.
Oui, le bonheur existe, il est là et bat dans ce minuscule thorax.
LA VIE!

Edition : BoD - Books on Demand
12/14 rond-point des Champs Elysées, 75008 Paris
Imprimé par Books on Demand GmbH,
Norderstedt, Allemagne
ISBN : 9782322044542
Dépôt légal : Février 2017

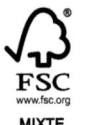